オールカラー
まるごと図解
摂食嚥下ケア

編著
青山寿昭

照林社

編著者一覧

● 編集

青山寿昭
愛知県がんセンター看護部 看護師長
摂食・嚥下障害看護認定看護師

● 執筆（執筆順）

青山寿昭
愛知県がんセンター看護部 看護師長、摂食・嚥下障害看護認定看護師

頭頸部外科病棟で16年間勤務、頭頸部がん術後の嚥下障害を中心にかかわる。
日本摂食嚥下リハビリテーション学会評議員、日本摂食嚥下障害看護研究会会長、嚥下研究会食楽会長。

吉野綾子
NPO法人訪問看護ステーション ゆいまーる、元・東京都立東大和療育センター
摂食・嚥下障害看護認定看護師

小児病院、重症心身障害児者施設に長く勤務し、主に障害児者の摂食・嚥下障害看護に携わる。

白坂誉子
合同会社トライ・アス代表、摂食・嚥下障害看護認定看護師

2007年より5年間、茨城県立医療大学地域貢献研究センターにおいて、専任教員として摂食・嚥下障害看護認定看護師養成教育を行う。2012年より訪問看護に従事し、2015年合同会社トライ・アス設立。2016年デイサービスとらい・あすを開業し、地域での看護実践を行っている。

鈴木真由美
鹿児島大学病院 副看護師長、摂食・嚥下障害看護認定看護師

脳外科病棟・リハビリテーション病棟において、主に脳血管障害患者の摂食嚥下障害看護に携わる。

編集協力：**花井信広**　愛知県がんセンター頭頸部外科 部長

はじめに

　食事は、私たちが毎日当たり前のように行っている行為の1つです。この食事に対しては「生きがい」「楽しみ」「栄養摂取」「必要なもの」など、人それぞれの価値観が存在します。例えば、人とコミュニケーションをとる場面、喫茶店、レストラン、居酒屋などでは食事が付きものです。さらに、多くの家庭では団欒の場が食事の場面であるように思います。ということは、摂食嚥下障害になるとこのようなコミュニケーションの場面から遠くなり、個人の欲求以外に社会とのつながりが疎遠になることも考えられます。今の私にとっての食事は「楽しみ」です。皆さんやまわりの患者さんにとっての食事とは、どのような意味をもつのでしょうか。

　肺炎による死亡者数は高齢化とともに年々増加しており、その多くが誤嚥性肺炎であるといわれています。人間は、乳児から高齢者まで、さまざまな場面で摂食嚥下障害になる可能性があり、その原因には先天的な問題、発達の問題、形態の問題、疾患による問題、加齢による問題などが考えられます。特に高齢者は、加齢による機能低下に加えて何らかの疾患をもっている場合が多く、また、摂食嚥下障害はどの診療科にも存在するため、多様なかかわり方が求められます。

　私は、看護師という職業は医療チームの中の調整役として最も重要な役割だと思っており、特に摂食嚥下障害は多くのメディカルスタッフとの連携が必要になります。そのために看護師は、摂食嚥下障害の発見、誤嚥性肺炎予防（口腔管理）、フィジカルアセスメント、訓練、食事の介助、リスク管理、生活指導など多くの場面でかかわり、その情報をチームの中で共有できるよう幅広い知識をもつ必要があります。

　人間は当たり前のように食事を摂取します。では、看護が食事の観察や介助など、食事へのニーズに当たり前にケアできているのかと考えると、そうでもないように感じます。看護業務の中で三大欲求でもある食事へのケアが、もっと当たり前であってほしいと思っています。

　本書は、摂食嚥下障害へのかかわりが看護の常識となるよう、診療科や年齢で分けず、対象は小児から高齢者まで幅広く、図や写真を多く取り入れて1冊にまとめました。経験年数や所属する科に関係なく、ジェネラリストの摂食嚥下障害看護の入口になればと思います。

　私が摂食嚥下障害に興味をもったのは、食べるために嚥下訓練を行い、その結果、食べることができたときの患者さんの喜びの顔を見たからです。この本をきっかけに、皆さんが数多くの笑顔を見ることができることを願っています。

2017年10月

執筆者を代表して　青山寿昭

推薦の言葉

　第23回日本摂食嚥下リハビリテーション学会学術大会が、看護職である茨城県立医療大学副学長市村久美子大会長のもと幕張メッセで開催された。参加者数は6,900名を超え、多くの摂食・嚥下障害看護認定看護師が企画にも運営にも活躍した学術大会であった。

　本書の執筆者4名は、10年目の認定更新を受けた摂食・嚥下障害看護認定看護師である。なかでも、編者の青山寿昭氏は私の認定看護師教育を始める決心を後押しした存在でもある。2000年当時、頭頸部外科病棟において術後嚥下障害の学習会を継続していた。関心のある病棟看護師が参加し、年度末には事例検討ができるまでに成長するが、4月になると大半が他病棟へ移動となった。これを3年間繰り返し、砂上の楼閣を築く虚しさと、看護師が専門性を求めるには周囲が認める称号が必要であると悟った。

　日本看護協会に摂食・嚥下障害看護分野の特定申請を行い、2004年7月に分野が特定された。その後、日本摂食嚥下リハビリテーション学会の全面的支援を受け、愛知県看護協会と協働して認定看護師教育課程（摂食・嚥下障害看護分野）を申請し、2005年から教育が開始された。2006年7月には摂食・嚥下障害看護認定看護師が31名誕生し、2017年9月現在733名に増加した。認定看護師は着実に成長し、今や臨床になくてはならない存在となった。青山氏、鈴木氏、白坂氏、吉野氏は愛知県看護協会認定看護師教育課程の1期生と2期生であり、当時の熱い思いは醸成されて本書に生きている。

　さて、本書は、摂食嚥下障害看護の知識が看護師の常識となるように、ジェネラリストの入門書として活用されることを目指している。臨床では、摂食嚥下障害は難しいので認定看護師に任せて、病棟看護師はかかわらないとする場面も見受ける。しかし、必要なことは、役割分担ではなく、協働である。食べる行為、摂食嚥下は、患者にとって当たり前の日常生活である。看護師は患者の健康回復に向けて日常生活を支援するのであり、摂食・嚥下障害看護認定看護師と病棟看護師が協働することが重要である。本書は、そういったときに病棟看護師が活用できる良書である。

　摂食嚥下障害の病態は複雑である。誤嚥を引き起こす可能性があり、ムセのない不顕性誤嚥もあり、外から見えないので不安であるといった声もある。本書は、難しい摂食嚥下障害とアプローチ法について、図や写真を多用してわかりやすく解説がなされ、しかも小児から高齢者まで広範囲を扱いつつ、必要な情報がコンパクトにまとめられている。認知症の摂食嚥下障害についても説明され、訪問看護の場面でも活用することができる。Part1「摂食嚥下って何だろう」をまず学習していただくと、今必要とする知識をPart2・3から選択しながら学習することができる。Part4には訓練法の基本が、Part5には食形態の選択がまとめられ、独立して学習することができる。

　本書によって、摂食嚥下を支援するための基本的な知識と技術を得て、摂食嚥下障害患者の皆様を支援し、多くの喜びの笑顔が現れることを期待したい。

2017年10月

日本赤十字豊田看護大学 学長
鎌倉やよい

CONTENTS

本書の特徴と活用法 …………………………………………………………………… iv

Part 1 摂食嚥下って何だろう
青山寿昭　1

① 摂食嚥下の全体像 …………………………………………………………… 2
② 摂食嚥下にかかわる人体の構造 …………………………………………… 4
③ 摂食嚥下のメカニズム ……………………………………………………… 14
④ 摂食嚥下障害って何だろう ………………………………………………… 20
⑤ 摂食嚥下障害の評価 ………………………………………………………… 24
⑥ 合併症の予防とリスク管理 ………………………………………………… 35

Part 2 小児の摂食嚥下障害
吉野綾子　41

① 小児の摂食嚥下機能の発達と障害 ………………………………………… 42
② 小児の摂食嚥下機能の評価 ………………………………………………… 53
③ 小児の摂食嚥下障害へのアプローチ ……………………………………… 61

Part 3 成人・高齢者の摂食嚥下障害
73

脳血管障害
白坂誉子

摂食嚥下障害の全体像 ……………………………………………………… 74
脳血管障害① 球麻痺 ……………………………………………………… 76
　　　　　　　アプローチのポイント ……………………………………… 78
脳血管障害② 偽性球麻痺 ………………………………………………… 79
　　　　　　　アプローチのポイント ……………………………………… 81
COLUMN 声の評価 …………………………………………… 青山寿昭　82

高次脳機能障害
白坂誉子

摂食嚥下障害の全体像 ……………………………………………………… 84
アプローチのポイント ……………………………………………………… 86

認知症
白坂誉子

摂食嚥下障害の全体像 ……………………………………………………… 89
認知症① アルツハイマー型認知症 ……………………………………… 94

		アプローチのポイント ………………………………………… 96

認知症② レビー小体型認知症 ……………………………………… 98
　　　　　アプローチのポイント ………………………………………… 99
認知症③ 前頭側頭型認知症 ………………………………………… 101
　　　　　アプローチのポイント ………………………………………… 102
認知症④ 脳血管性認知症 …………………………………………… 103
　　　　　アプローチのポイント ………………………………………… 103

頭頸部がん　　　　　　　　　　　　　　　　　　　　　　青山寿昭

摂食嚥下障害の全体像 ……………………………………………… 104
頭頸部がん① 舌がん術後 ………………………………………… 106
頭頸部がん② 中咽頭がん術後 …………………………………… 108
　　　　　　　アプローチのポイント ……………………………………… 112
嚥下機能改善のための手術 ………………………………………… 116

Part 4　摂食嚥下訓練のポイント　　　　　　　白坂誉子　121

① 摂食嚥下訓練の全体像 …………………………………………… 122
② 基礎訓練（間接訓練）のコツ …………………………………… 123
③ 食事前の確認ポイント …………………………………………… 136
④ 摂食訓練（直接訓練）・食事介助のコツ ……………………… 143

Part 5　食形態の選択　おいしく安全に食べるために　　鈴木真由美　147

① 食形態の選択基準 ………………………………………………… 148
② 食形態の種類と特徴 ……………………………………………… 154

摂食嚥下ケアでおさえておきたい用語集 ………………………… 鈴木真由美　161

索引 ……………………………………………………………………… 170

- 本書で紹介しているアセスメント法、手技等は、著者が臨床例をもとに展開しています。実践により得られた方法を普遍化すべく努力しておりますが、万一本書の記載内容によって不測の事態等が起こった場合、著者、出版社はその責を負いかねますことをご了承ください。
- 本書掲載の写真は著者の提供によるものであり、臨床症例からご家族・患者ご本人の同意を得て使用しています。
- 本書に記載している物品等の選択・使用方法については出版時最新のものです。使用にあたっては個々の添付文書や使用説明書をご確認ください。

装丁：小口翔平＋岩永嘉穂(tobufune)　カバーイラスト：村山宇希、わたなべじゅんじ
本文デザイン：熊アート　本文イラスト：村山宇希、わたなべじゅんじ、ササキサキコ、熊アート　DTP製作：株式会社明昌堂

楽しく、しっかり学べる
本書の特徴と活用法

難しい摂食嚥下障害とアプローチ方法について、図や写真を多く取り入れ、わかりやすく解説しています！

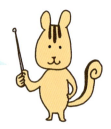

ポイント1 診療科や年齢で分けず、小児から高齢者までを1冊に

通常は別々に解説される小児、慢性疾患、がん術後、認知症などの解説を1冊にまとめました。食事は人間の一生に大きくかかわる行為であり、摂食嚥下障害はどの診療科にも存在します。看護師の経験年数や所属する科に関係なく、また、病棟に限らず訪問看護の場面でも活用できます。

ポイント2 まずはPart1で全体像をつかもう

Part1～5のどこから読みはじめてもかまいませんが、まずPart1を読み、正常な摂食嚥下と摂食嚥下障害の全体像を把握してください。

次に、受け持ち患者を意識しながら、できれば1冊全体を読んでみましょう。要点を簡潔にまとめているので、1冊読むのにそれほど時間はかからないと思います。

ポイント3 解剖生理と病態は関連づけて学ぼう

人体の構造と、摂食嚥下のメカニズム、摂食嚥下障害が起こる病態と疾患は、つなげて学ぶと理解しやすいです。どこに障害の原因があるのか、障害部位によってどのような症状が出るのかなど、正常と異常をしっかり把握しましょう。

ポイント4 何度もめくってみよう

難しいと感じた部分を中心に繰り返し読んでみましょう。イラストや写真を眺めるだけでも勉強になります。

Part 1

摂食嚥下って何だろう

　食事を摂取する場合、食物が認知されてから口腔へ運ばれ、咀嚼して飲み込みやすい形態にして嚥下されます。この運動のどこかに障害が生じると、摂食嚥下障害になり誤嚥するリスクが増します。

　摂食嚥下のメカニズムの理解はもちろん、それにかかわる組織の役割、神経学的所見などを理解することは、摂食嚥下障害患者へのアプローチを行ううえで必須です。

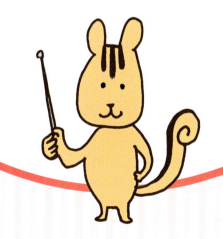

1 摂食嚥下の全体像

Point 1 「食べること」は人間の一生にかかわる

　人間は、乳児期から成長に伴い、口腔・咽頭の形態変化と嚥下機能の発達により、哺乳機能から始まり離乳完了までには咀嚼機能を獲得します。

　成長すると成人の嚥下機能を獲得し、嗜好に合った食事を摂取できるようになります。しかし、高齢者になると、加齢により徐々に摂食嚥下機能は低下していきます。疾患による影響はもちろん、厚生労働省の報告では65歳以上になると肺炎での死亡率が上昇しており、加齢による筋力低下、歯牙の欠損、口腔内の乾燥など、年齢の影響による嚥下機能の低下も、人間の嚥下機能の特徴といえます。

● 人間の一生における摂食嚥下機能

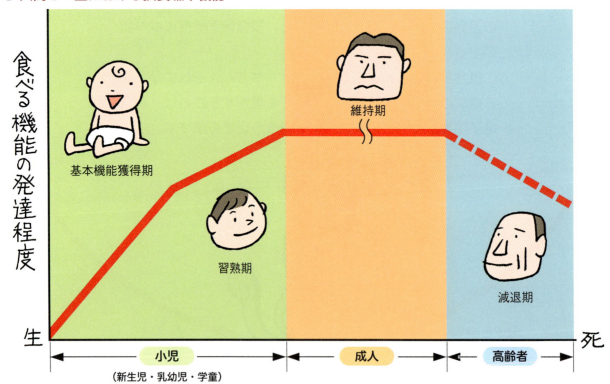

高齢者は個人差が大きいです。

1 摂食嚥下の全体像

Point 2 「口から食べること」には栄養摂取以上の意味がある

　私たち人間は、「今日は何を食べようかな」「評判のよいお店に友人と食べに行きたい」など、日々食べることに幸せを感じています。

　食事には「栄養摂取」にとどまらず、「全身機能の活性化」「欲求を満たす」などの目的があります。口から食べられなくても、胃瘻や静脈注射など、外部から人工的に栄養投与すれば、生命を維持することはできます。しかし、「おいしい」「楽しい」といった満足感は、口から食べ、のどを通らないと得られません。食べることは、活力の源であり、人としての尊厳といえます。

●「口から食べること」の意味

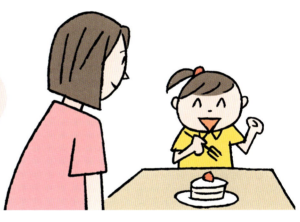

「食べたい」という人間としての根源的な欲求が満たされる

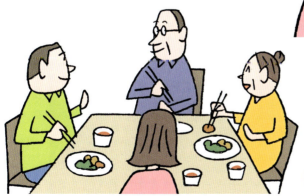

家族団らんの時間
コミュニケーションの場

口や顎を動かすことで、全身の機能がはたらく
・脳が活性化する
・胃腸の免疫が高まり、感染症の予防につながる
・唾液の分泌を促し、口腔内の衛生が保たれる

2 摂食嚥下にかかわる人体の構造

Point 1 食物は、からだのどこを通っていくのか

● 摂食嚥下にかかわる器官

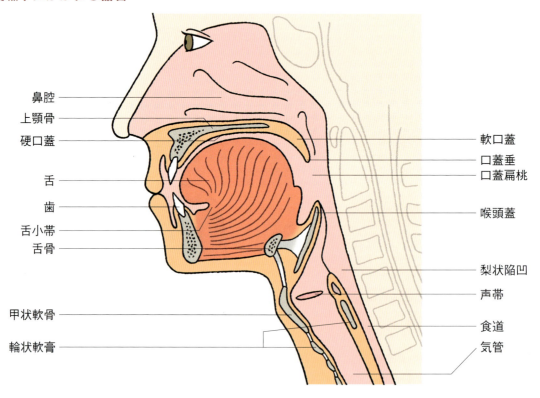

摂食嚥下は、口腔から食道まで多くの組織が連携しながらはたらくことで、複雑で精巧な「食べる」しくみが成り立っています。

● 嚥下造影検査（VF）画像
正常

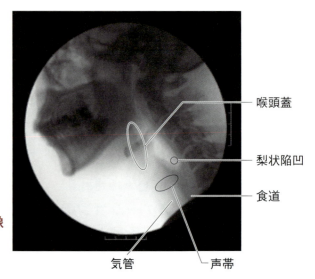

口唇

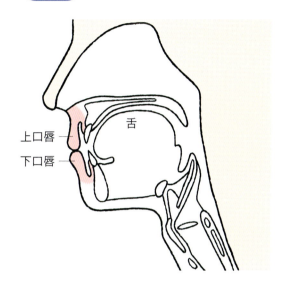

口唇は口に含んだ食物を口腔内にとどめ、口唇を閉鎖することで口腔内圧を維持し、口腔内での食塊の移送にかかわっています。口唇を少し開いて食べてみると、食べにくさがよくわかります。

咀嚼時には頬と協働し、口腔前庭に食塊が貯留しないようにします。

● 口唇を閉じた状態

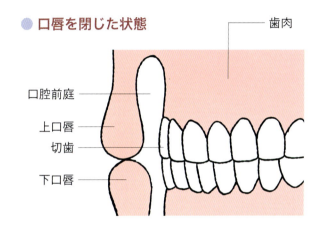

● 口腔の構造

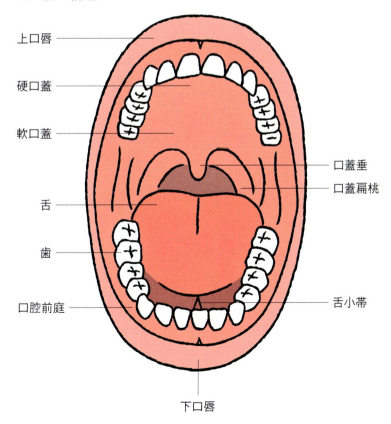

Part 1 摂食嚥下って何だろう

舌

舌は咀嚼や食塊形成で準備期（→p.16）にかかわるほか、口腔期（→p.17）で食塊を咽頭に送り込む役割も担っています。有郭乳頭を境に舌可動部と舌根に分かれ、舌根は中咽頭の前壁に位置づけられます。舌から喉頭蓋にかけて味蕾が存在し、味を感じることができます。

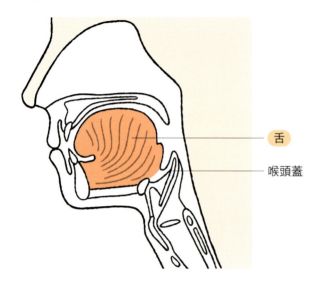

● 舌の構造

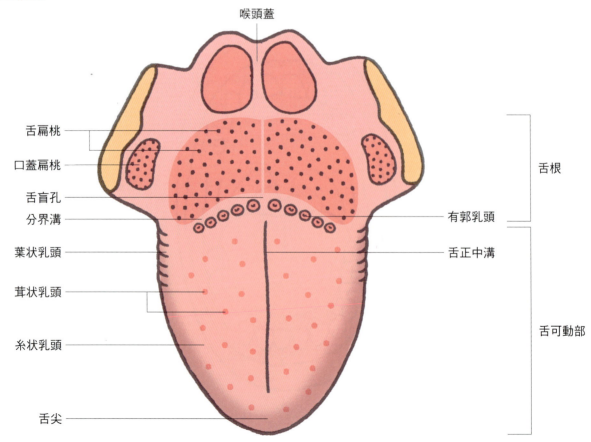

口蓋には硬口蓋（上顎骨の裏打ちがある部分）と軟口蓋（骨の裏打ちがなくやわらかい部分）があります。

硬口蓋は食塊の硬さや物性を把握したり、食塊形成や嚥下時に舌を密着させて、咽頭に食塊を送り込むサポートをします。軟口蓋は咀嚼時に挙上した舌根と接触して、食塊が咽頭に流れないようにします。嚥下時には複雑な運動により、食塊が鼻腔に侵入しないように鼻腔と咽頭腔を遮断する役割をしています。

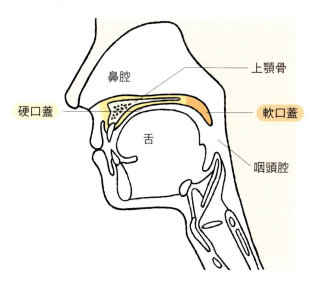

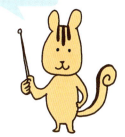

軟口蓋が動かないと開鼻声になります。

● 口蓋の構造

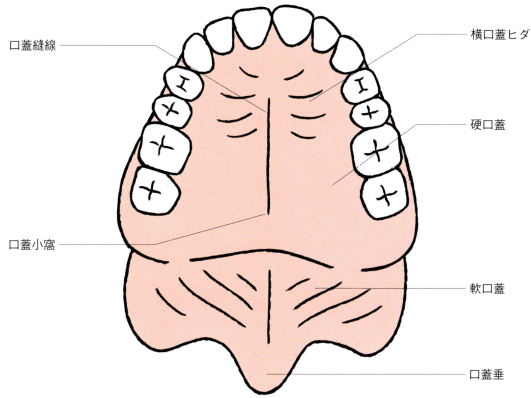

喉頭

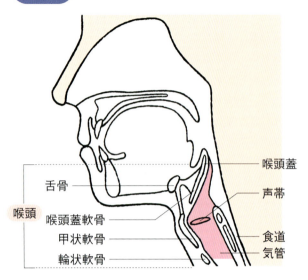

側方から見た喉頭

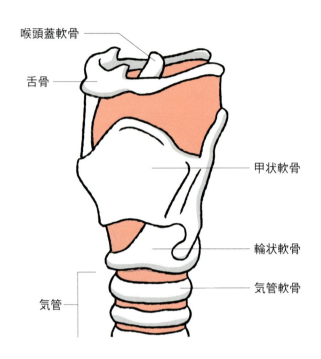

　喉頭は、舌骨・喉頭蓋軟骨・甲状軟骨・輪状軟骨・披裂軟骨などの軟骨により形成され、主に発声と気道防御の役割があります。通常の呼吸をしているときの声門は開いた状態にあります。嚥下時には閉鎖して食物の気道への侵入を防止し、発声時には声帯と呼気の調節で発声を可能にします。

通常時（呼吸）と嚥下時の喉頭

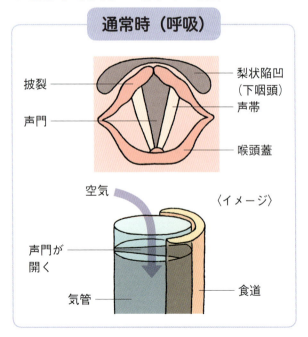

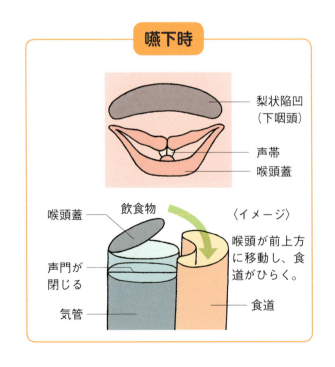

咽頭

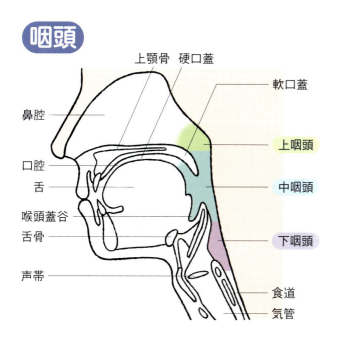

咽頭は、上咽頭・中咽頭・下咽頭に分けられます。
軟口蓋や上咽頭収縮筋により、食塊の鼻腔への侵入を防ぎ、舌により咽頭に送り込まれた食塊を蠕動様運動で食道へ送り込みます。ここでつくられる圧が低いと、食塊が残留しやすくなります。

- **上咽頭** 左右の鼻腔が1つになる鼻中隔後端の後鼻孔から始まる。
- **中咽頭** 硬口蓋・軟口蓋の移行部を上縁とし、側壁は前口蓋弓、前壁は舌の有郭乳頭から始まる。
- **下咽頭** 喉頭蓋谷を上縁とし、食道入口部までと分類される。

 もっと知りたい！

気管

喉頭の先に食道、気管があります。さらに気管を下へたどると、左右2つの肺の両方に空気を運ぶために、右気管支、左気管支に枝分かれします。

気管支は右が左に比べて「太くて短く、傾斜が急」という特徴があります。心臓が左に偏って位置しており、また左の肺には肺葉が2つしかなく、右の肺には肺葉が3つあるからです。この左右差により、誤嚥してしまった飲食物は、短く傾斜が急な右気管支のほうに入りやすくなります。

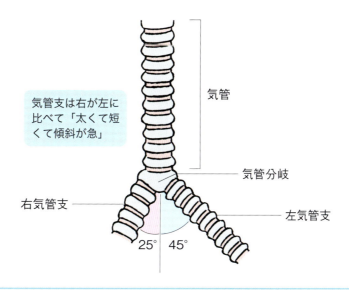

食道

食道の入口は普段は閉じています。嚥下時のみ輪状咽頭筋が弛緩し、喉頭が挙上することで食塊が通ることができます。

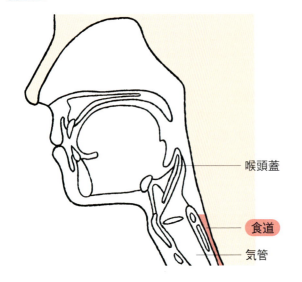

● 嚥下時の食道

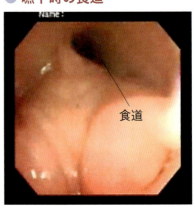

● 食道の構造

食道には3つの生理的狭窄部位があります。

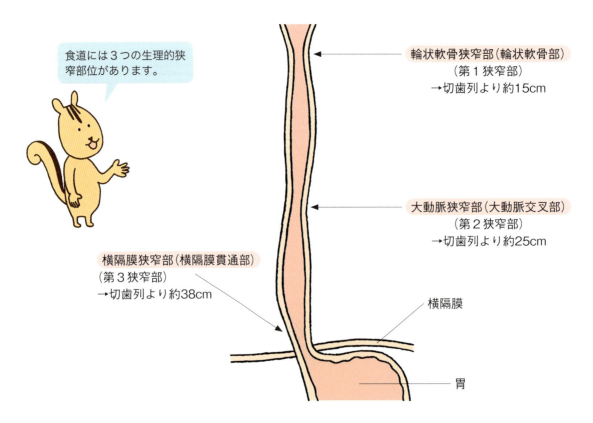

- 輪状軟骨狭窄部（輪状軟骨部）（第1狭窄部）
  →切歯列より約15cm
- 大動脈狭窄部（大動脈交叉部）（第2狭窄部）
  →切歯列より約25cm
- 横隔膜狭窄部（横隔膜貫通部）（第3狭窄部）
  →切歯列より約38cm

2 摂食嚥下にかかわる人体の構造

Point 2 人間は、食物の通路と空気の通路が交差している

　人間は、豚や馬などの哺乳類よりも喉頭が低い位置（肛門側）にあり、喉頭蓋と軟口蓋の位置が離れています。これにより、嚥下と呼吸が共同して使用する空間（咽頭腔）が生じます。これが、人間が誤嚥する大きな原因となっています。

　しかし、この広い咽頭腔をもつことで構音機能が発達し、人間は巧みな言語を使用することができるのです。誤嚥する原因ではありますが、私たちが生きていくうえで欠かすことのできない機能といえるでしょう。

● 人間と馬の軟口蓋の違い

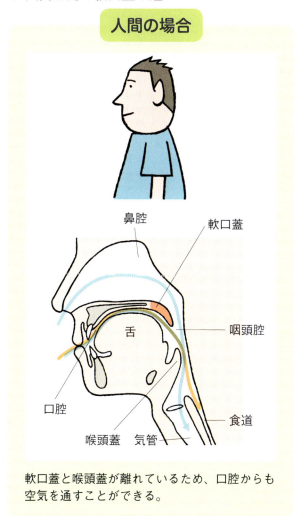

人間の場合
軟口蓋と喉頭蓋が離れているため、口腔からも空気を通すことができる。

馬の場合
軟口蓋の上側に喉頭蓋が接しているので、口腔からの空気の通り道がない。

→ 空気の流れ　　→ 食物の流れ

2 摂食嚥下にかかわる人体の構造

Point 3 摂食嚥下には神経と筋が大きく関与する

脳神経は全12対あり、ほぼそのすべてが何らかの形で摂食嚥下にかかわっています。摂食嚥下障害を学ぶにあたり、12対は覚えておく必要があるでしょう。

● 脳神経の構造と機能

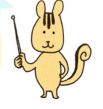

脳神経は、こんな覚え方もあります！

嗅いで視る動く車の三の外　顔聴く咽に迷う副舌
Ⅰ　Ⅱ　Ⅲ　Ⅳ　Ⅴ　Ⅵ　ⅦⅧ　Ⅸ　Ⅹ　ⅪⅫ

〈脳神経の主な役割〉

- Ⅰ（嗅神経）：においを感じる
- Ⅱ（視神経）：見る
- Ⅲ（動眼神経）：目を動かす、まぶたを開ける
- Ⅳ（滑車神経）：目を動かす
- Ⅴ（三叉神経）：咀嚼する（かみ砕く）、口腔内や顔面の感覚
- Ⅵ（外転神経）：目を外側に動かす
- Ⅶ（顔面神経）：味覚、舌ざわり、顔面の動き
- Ⅷ（聴神経）：聴く、平衡感覚
- Ⅸ（舌咽神経）：舌根と咽頭の運動と感覚
- Ⅹ（迷走神経）：咽頭・喉頭の運動と感覚
- Ⅺ（副神経）：胸鎖乳突筋、僧帽筋の運動
- Ⅻ（舌下神経）：舌を動かす

■：摂食嚥下に特にかかわる神経

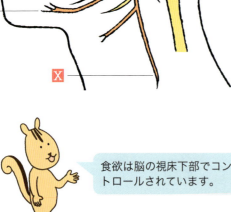

● 摂食中枢と満腹中枢

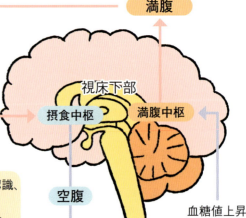

食欲は脳の視床下部でコントロールされています。

血糖値が下がる→摂食中枢がエネルギー（ブドウ糖）不足と認識、不足を補うように信号を送る→「おなかがすいた」＝空腹
食事をして血糖値が上がる（ブドウ糖が増える）→満腹中枢がエネルギーは満タンと信号を送る→「おなががいっぱい」＝満腹

● 摂食嚥下にかかわる筋

表情筋

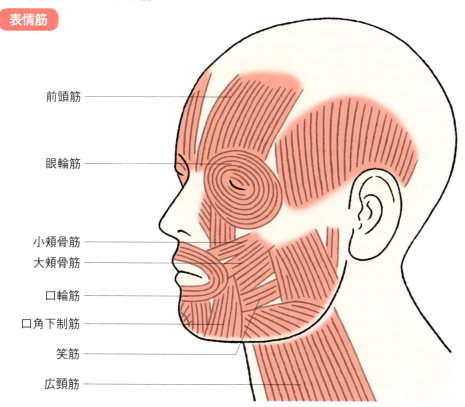

- 前頭筋
- 眼輪筋
- 小頬骨筋
- 大頬骨筋
- 口輪筋
- 口角下制筋
- 笑筋
- 広頸筋

咀嚼筋 主に4種類

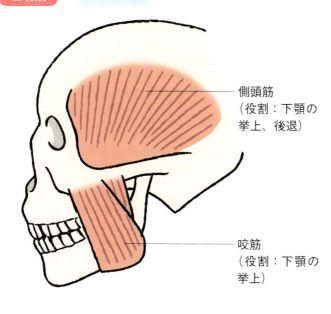

側頭筋
（役割：下顎の挙上、後退）

咬筋
（役割：下顎の挙上）

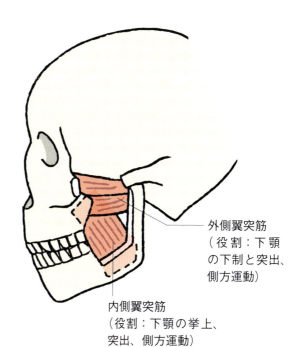

外側翼突筋
（役割：下顎の下制と突出、側方運動）

内側翼突筋
（役割：下顎の挙上、突出、側方運動）

3 摂食嚥下のメカニズム

Point 1 摂食嚥下＝食物を認識して口の中へ運び、咀嚼・嚥下する過程

　一般的に摂食嚥下のプロセスは、①先行期（認知期）、②準備期（咀嚼期）、③口腔期、④咽頭期、⑤食道期の5つに分けて考えられ、これを「摂食嚥下の5期モデル」と呼んでいます。

　摂食嚥下のプロセスは、食物の場所で段階を表し、①口腔期、②咽頭期、③食道期の3期モデルから考えられたといわれています。そして口腔期が、咀嚼を示す準備期と送り込みを示す口腔期に分かれ、①準備期（咀嚼期）、②口腔期（送り込み）、③咽頭期、④食道期の4期モデル、さらに先行期（認知期）を加えた5期モデルで説明されるようになりました。

● 摂食嚥下の5期モデル

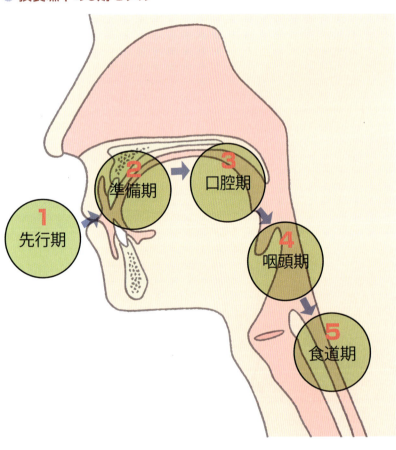

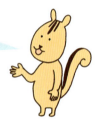

特に重要なのは咽頭を通過する過程です！

もっと知りたい！

プロセスモデル

　嚥下には、液体を飲む「命令嚥下」と、咀嚼が必要な「咀嚼嚥下」があります。命令嚥下は4期（5期）モデルで説明ができますが、咀嚼嚥下は咀嚼中に咽頭に食物が送り込まれるため、食物の場所で表す4期（5期）モデルでは説明できません。この咀嚼嚥下を説明するのが、プロセスモデルです。

　プロセスモデルは、stage Ⅰ transport（食物を捕食し臼歯部まで運ぶ）、processing（咀嚼し食塊をつくる）、stage Ⅱ transport（食物を咽頭へ送り込む）、咽頭期（嚥下反射によって食物を食道に送る）の4つのステージに分類されます。

摂食のスタート

❶ 先行期（認知期） 食物の認知、口への取り込み

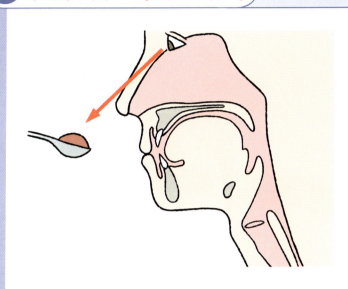

人間は食物を摂取するとき、さまざまな情報収集を行います。過去の経験から摂取の可否、嗜好に合っているかなどを判断します。そして、摂取するにあたり、硬さや味などから一口量や食具の選択も判断しています。

その後、口唇と前歯で食物を口に取り込みます。

● **食物を摂取するための情報収集**

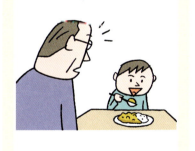

視覚、匂い、食べる音などの記憶から

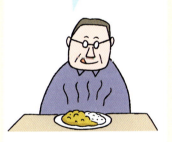

自分の嗜好に合っているか？

カレーを見て、熱さ、匂いや色から辛さを予測し、唾液を分泌させる。

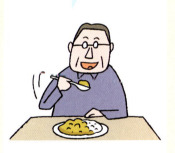

どのような物がどれくらい口に入ってくるのか？

物性や辛さでごはんとルーの分量を調整し、口腔内の準備も開始する。

他の人がカレーを食べていると、自分もカレーを食べたくなること、ありませんか？

❷ 準備期（咀嚼期） 口腔への取り込み、咀嚼、食塊の形成

口に含んだ食物を咀嚼して嚥下しやすい形態にします。そして、食塊を形成して舌の上でまとめます。咀嚼運動は顎の運動のほかに舌、頬、口唇の協調運動が重要になります。プリンやゼリーなど、咀嚼を必要としないものは舌と口蓋で押しつぶされ、同時に物性の確認もされます。

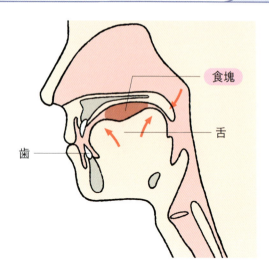

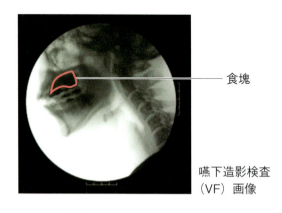

嚥下造影検査（VF）画像

● 咀嚼時の舌と頬の動きのイメージ

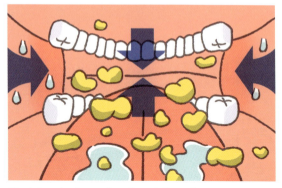

舌が盛り上がって歯の上に食物を乗せる。

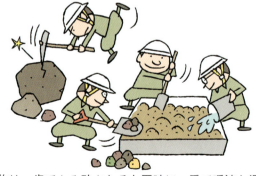

食物は、歯でかみ砕かれると同時に、舌で唾液と混ぜ合わされ、飲み込みやすい形になる。

もっと知りたい！

摂食嚥下に欠かせない唾液

口腔内は唾液により常に潤っています。唾液には消化作用や抗菌作用、保護作用など、多くの役割があります。成人の場合、1日1～1.5Lの唾液が分泌されますが、加齢とともに減少していきます。また、口を動かさない状態が続いても、唾液量は減少します。

唾液は味を味蕾細胞に運ぶ役割もあり、唾液が少ないと味も感じにくくなります。

● 3大唾液腺

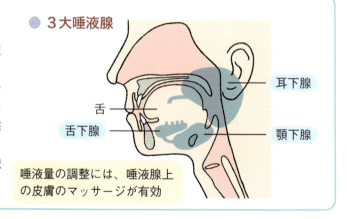

唾液量の調整には、唾液腺上の皮膚のマッサージが有効

嚥下のスタート

③ 口腔期　舌根部・咽頭への送り込み

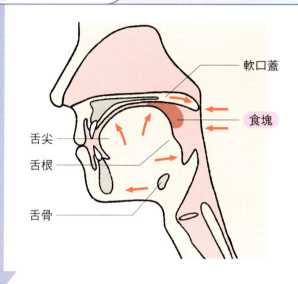

舌の上に食塊を乗せ、舌尖から口蓋に押し付けながら、まとまった食塊を咽頭に送り込みます。

舌根は下がり、食塊を送り込みやすい形にします。

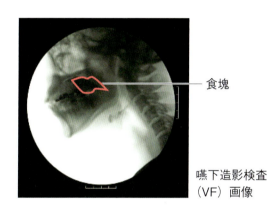

嚥下造影検査（VF）画像

④ 咽頭期　咽頭の通過、食道への送り込み

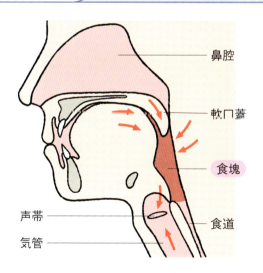

咽頭に運ばれてきた食塊を反射によって食道に送り込みます。このときに、鼻腔への侵入を防ぐ機能、気道を防御する機能、食塊を食道に送り込む機能、食道を広げる機能が必要になります。

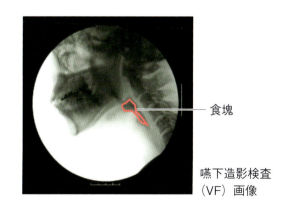

嚥下造影検査（VF）画像

● **鼻腔への侵入を防ぐ機能**

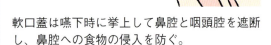

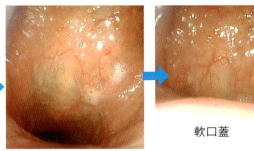

鼻からファイバースコープで見た図。右は嚥下時で、軟口蓋が挙上して鼻腔と咽頭腔を遮断している。

軟口蓋は嚥下時に挙上して鼻腔と咽頭腔を遮断し、鼻腔への食物の侵入を防ぐ。

軟口蓋は発声時にも挙上して、構音を明瞭にします。

● **気道を防御する機能**

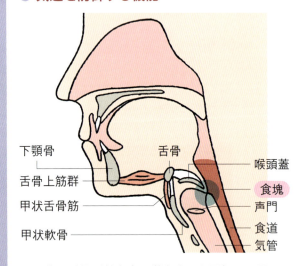

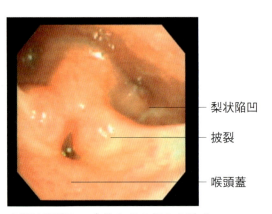

声門は閉鎖し、食物などの侵入を防ぐ。

喉頭蓋は舌骨が前上方へ挙上すると反転し、同時に喉頭も前上方へ挙上する。

● 食塊を食道に送り込む機能　　● 食道入口部を広げる機能

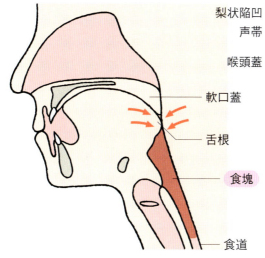

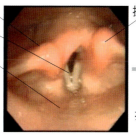

普段は食道入口部は閉鎖しており、嚥下時にのみ食塊が流れるようになっている。

喉頭が前上方へ挙上し、輪状咽頭筋が弛緩することで食道入口部が開大する。

舌根の後方運動と咽頭の蠕動様運動により食塊を食道に送り込む。

⑤ 食道期　食道の通過

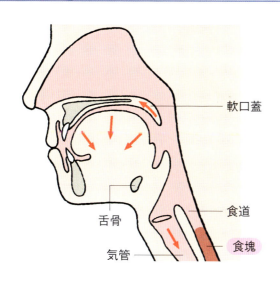

食塊が食道の蠕動運動によって胃に移送されます。

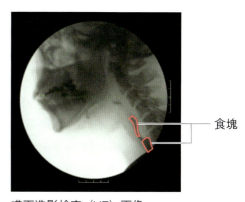

嚥下造影検査（VF）画像

胃へ

4 摂食嚥下障害って何だろう

Point 1 摂食嚥下障害の症状はさまざま

摂食嚥下障害には、食物の認知から胃に入るまでに特徴的な症状があります。

> 症状は障害によって異なり、それを理解してかかわることが大切です。

摂食嚥下障害の主な症状

❶ 先行期（認知期）

- 食事に興味を示さない
- 食べ方がわからない
- 口を十分に開けられない
- 絶え間なく食べる

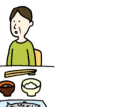 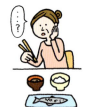 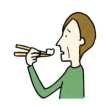 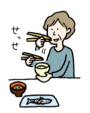

❷ 準備期（咀嚼期） **❸ 口腔期**

- 食物が口からこぼれる
- いつまでも口を動かしている
- 口の中に食べ残しがたまっている
- 上を向いて飲み込む

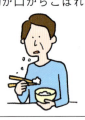 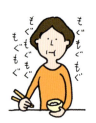 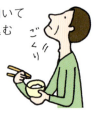

❹ 咽頭期

- 口を動かしている途中でむせる
- 飲み込みと同時にむせる
- 飲み込んだ後にむせる

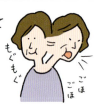 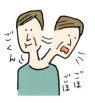 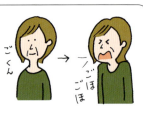

❺ 食道期

- 飲み込んだものが逆流し、嘔吐する
- 胸がつかえる
- 食後、夜間などにむせたり、咳が出る

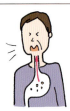 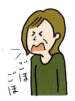

4 摂食嚥下障害って何だろう

Point 2 器質的、機能的、心因的問題により起こる

摂食嚥下障害の原因は、大きく分けると、器質的問題、機能的問題、心因的問題に分けられます。

● 摂食嚥下障害の原因

器質的原因
腫瘍や先天的な異常による、身体の構造が原因となる
・頭頸部腫瘍
・口唇裂
・口蓋裂
・炎症
・狭窄
・歯牙の欠損　など

機能的原因
身体の構造に問題はないが、動かしたり感じたりすることが障害される
・脳血管疾患
・神経変性疾患（筋萎縮性側索硬化症、パーキンソン病など）
・筋疾患（筋ジストロフィー、重症筋無力症など）
・筋疾患薬剤の副作用　など

心因的原因
身体の構造や筋神経に問題がなく、心理的な問題が原因となる
・神経性食欲不振症
・うつ病
・心気神経症
・咽頭異常感症　など

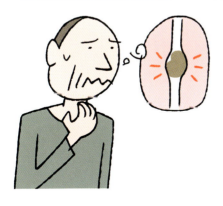 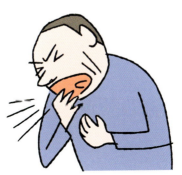 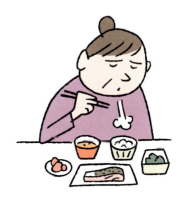

> **ここもポイント！**
>
> **食形態と摂取環境**
>
> 　入院などにより食事を摂取する環境が変わることで、摂食嚥下障害が表面化することがあります。食具やテーブル・椅子の高さなど姿勢や物品の問題、テレビや周りの人の動きなどの環境的な問題が考えられます。
> 　食形態の定義は病院間でも表現が異なるだけでなく、自宅と病院・施設でも表現が異なります。例えば、常食と表現しても自宅での食形態と病院・施設では食形態が異なることがあります。

摂食嚥下には、器官の形態とそれを動かす機能、心が大切です。

4 摂食嚥下障害って何だろう

Point 3 食べる力は加齢とともに衰えやすくなる

高齢者は、加齢により摂食嚥下機能が低下しています。原疾患とは別に加齢に伴い変化する機能は、歯牙の欠損、唾液分泌量の減少、嚥下反射の惹起遅延、気道防御反射の低下、喉頭下垂、喉頭最大挙上位の低下、咽頭クリアランスの低下など多くの要因が挙げられます。

高齢者の身体的変化① 口腔機能の低下

口腔内乾燥、食物残留といった症状は、高齢者の自覚症状のなかでも特に多くなっています。口腔機能の低下は食塊形成に直接影響があり、同時に味覚や嚥下反射にも影響を及ぼします。

歯牙の欠損は有効な咀嚼に、唾液分泌量減少は咀嚼物をまとめる役割に影響を及ぼし、それらが有効に機能しなくなると食塊形成も困難になります。さらに、口腔機能が低下すると食塊の口腔内保持に支障をきたし、早期咽頭流入など誤嚥の原因にもなります。

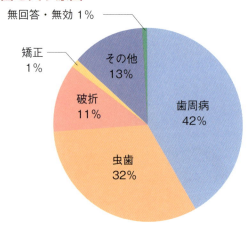

● 歯を失う原因　平成17年8020推進財団調査

- 無回答・無効 1%
- 矯正 1%
- その他 13%
- 破折 11%
- 歯周病 42%
- 虫歯 32%

高齢者の身体的変化② 嚥下反射の惹起遅延

嚥下反射の惹起が遅れると、嚥下運動が一瞬遅れます。そして咽頭通過スピードの速い食塊、特に水分に対しては喉頭閉鎖が遅れ、喉頭侵入や誤嚥をしやすくなります。

高齢者の身体的変化③ 気道防御反射の低下

誤嚥したときの咳嗽（むせ）は誤嚥物を喀出するための反射です。咳嗽反射が低下すると、誤嚥物の喀出が困難になります。

誤嚥物が喀出されず肺に貯留すると、誤嚥性肺炎になる可能性が高くなります。

高齢者の身体的変化④ 喉頭の下垂、喉頭最大挙上位の低下

　筋力低下に伴う喉頭の下垂は、最大挙上位まで要する時間が延長し、嚥下反射惹起遅延と同様、水分の摂取に影響を及ぼします。喉頭最大挙上位の低下は、喉頭閉鎖を困難にするほか、食道入口部の開大を妨げ、食塊の通過にも影響を及ぼします。

● 喉頭が下垂すると…

● 喉頭最大挙上位が低下すると…

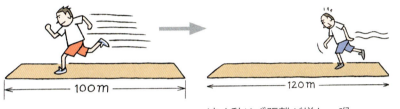

速く動けず距離が増し、喉頭の挙上に時間がかかる。

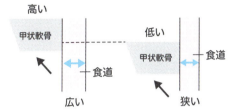

高齢者の身体的変化⑤ 咽頭クリアランスの低下

　喉頭挙上は食道入口部の開大に影響があります。食道入口部が狭いと食塊の通過が困難となり、咽頭に残留しやすくなります。

● 咽頭クリアランスが低下すると…

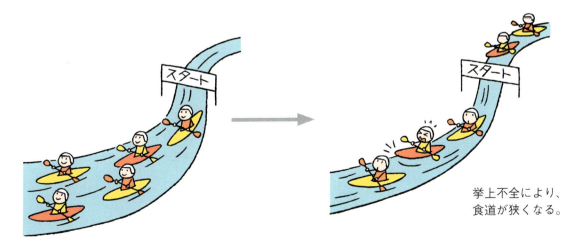

挙上不全により、食道が狭くなる。

5 摂食嚥下障害の評価

Point 1 実際の食事場面での観察が重要！

● 食事場面での観察ポイント

❶先行期（認知期）

食物の認知、食事への関心・意欲
- 覚醒しているか
- 食物を「食べるもの」として認知しているか
- 食物を追視しているか
- 食物に注意を向けさせるにはどうすればよいか

口への運搬
- 認知・感覚・運動のどこに問題があるのか
- 箸やスプーンなどの食具がうまく使えているか
- 食物で遊んでいないか
- 食器から口まで食物を運ぶ間に姿勢が崩れていないか
- 食物をこぼしていないか

口での取り込み
- 食物が口に近づくと口を開けられるか
- 食物が口に入ると口を閉じられるか
- 見当識障害（食事時間としての認識の有無）や食物認知の状況
- 口腔周囲の神経や筋肉の問題（知覚麻痺や運動麻痺）の有無

一口量や食べるペース
- 一口量（多すぎる・少なすぎる）
- 口へ運ぶペース（速すぎる・遅すぎる）
- 現在食べている一口量やペースで窒息や誤嚥を起こさないか

❷準備期（咀嚼期）

咀嚼
- 口を閉じて咀嚼しているか（口からこぼれていないか）
- 丸飲みになっていないか
- 食物が粉砕されているか

食塊形成（食物をまとめる）
- 食物が口腔内でバラバラに広がっていないか
- 嚥下後に口腔内に食物が残っていないか

❸口腔期

咽頭への送り込み
- 食物を口に入れたまま動作が止まっていないか
- いつまでも口を動かしていて飲み込めない、上を向いて飲み込もうとしていないか

❹咽頭期

喉頭挙上
- 喉頭（のど仏）が動いているか（飲み込む瞬間にのど仏が持ち上がり元の位置に戻る）
- 一口分の食物を何度も嚥下していないか（複数回嚥下）
- 嚥下をしてから次の一口を口へ運んでいるか
- 食物を入れてからどのくらい後に嚥下するか

むせ
- 何を食べたときにむせるのか、いつむせるのか（嚥下前、嚥下中、嚥下後）
- 強くむせることができているか（誤嚥物を排出できるか）

❺食道期

胃食道逆流
- 高齢者や経管栄養を行っているケースに多くみられる
- 一度入った逆流物を誤嚥すると侵襲が大きく、誤嚥性肺炎に罹患しやすくなる
- 栄養剤を注入した後に口から栄養剤の臭いがしないか、栄養剤が上がってきていないかを確認する

小谷泰子：食事時の観察ポイント．野原幹司編，認知症患者の摂食・嚥下リハビリテーション，南山堂，東京，2011：48-52．を参考に作成

5 摂食嚥下障害の評価

Point 2 高齢者は自覚症状がなくても、嚥下機能の低下を念頭におく

　摂食嚥下障害といえば脳血管疾患や神経疾患などのイメージがありますが、高齢者も加齢により嚥下機能は低下しています。疾患が直接嚥下機能に影響を及ぼすものでなくても、入院などの環境の変化や侵襲などにより、嚥下障害予備軍だった高齢者が嚥下障害を引き起こすことがあります。さらに、嚥下障害の自覚のない患者が入院することも考えられ、入院時に問診程度のスクリーニングは重要です。当然、食形態や摂取方法にも注意する必要があります。

● 摂食嚥下障害評価のための質問用紙（聖隷式嚥下質問紙）

あなたの嚥下（飲み込み）の状態についていくつかの質問をします。ここ2～3年のことをお答えください。

既往	1.	肺炎と診断されたことがありますか？	A. 繰り返す	B. 1度だけ	C. なし
栄養	2.	やせてきましたか？	A. 明らかに	B. わずかに	C. なし
咽頭機能	3.	物が飲み込みにくいと感じることがありますか？	A. よくある	B. ときどき	C. なし
	4.	食事中にむせることがありますか？	A. よくある	B. ときどき	C. なし
	5.	お茶を飲むときにむせることがありますか？	A. よくある	B. ときどき	C. なし
	6.	食事中や食後、それ以外のときにものどがゴロゴロ（痰がからんだ感じ）することがありますか？	A. よくある	B. ときどき	C. なし
	7.	のどに食べ物が残る感じがすることがありますか？	A. よくある	B. ときどき	C. なし
口腔機能	8.	食べるのが遅くなりましたか？	A. たいへん	B. わずかに	C. なし
	9.	硬いものが食べにくくなりましたか？	A. たいへん	B. わずかに	C. なし
	10.	口から食べ物がこぼれることがありますか？	A. よくある	B. ときどき	C. なし
	11.	口の中に食べ物が残ることがありますか？	A. よくある	B. ときどき	C. なし
食道機能	12.	食物や酸っぱい液が胃からのどに戻ってくることがありますか？	A. よくある	B. ときどき	C. なし
	13.	胸に食べ物が残ったり、つまった感じがすることがありますか？	A. よくある	B. ときどき	C. なし
	14.	夜、咳で寝られなかったり目覚めることがありますか？	A. よくある	B. ときどき	C. なし
声帯防御	15.	声がかすれてきましたか？（がらがら声かすれ声）	A. よくある	B. ときどき	C. なし

Aが1つでもあれば摂食嚥下障害あり　Bが1つでもあれば「疑いあり」　Cのみは可能性低い

大熊るり，藤島一郎，小島千枝子，他：摂食・嚥下障害スクリーニングのための質問紙の開発．日本摂食嚥下リハ会誌2002；6（1）：4．より改変して転載

5 摂食嚥下障害の評価

Point 3 スクリーニングや聴診で、嚥下障害の疑いを確認する

経口摂取を開始するにあたり、誤嚥や窒息のリスクが生じます。スクリーニングテストは、食事を開始するためのある程度の判断基準として使用します。スクリーニングテストでは正確な誤嚥の有無や嚥下運動を把握することは困難なので、臨床症状と複数のスクリーニングテストを組み合わせることで精度を上げる必要があります。

頸部聴診法では飲食後に肺や頸部の音を聴き、誤嚥の有無を確認します。頸部聴診法は家庭でも行うことができます。

スクリーニングテストで問題ありと判断された場合は、嚥下内視鏡検査（VE、→p.30）や嚥下造影検査（VF、→p.31）などで精査することが勧められます。

● 嚥下機能の評価方法

スクリーニングテスト

質問用紙 →p.25　　反復唾液嚥下テスト →p.27　　改訂水飲みテスト →p.28　　フードテスト →p.28

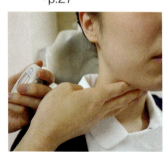
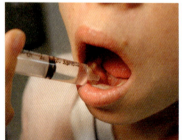
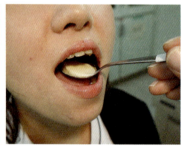

頸部聴診法
→p.29

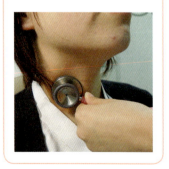

画像検査
嚥下内視鏡検査（VE） →p.30　　嚥下造影検査（VF） →p.31

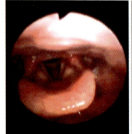
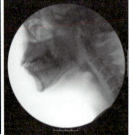

フィジカルアセスメント
→p.32

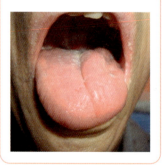

※スクリーニングテスト、頸部聴診の写真は愛知県がんセンター中央病院のスタッフがモデルになっています。

5 摂食嚥下障害の評価

Point 4 まずは水や食物を使用しないテストから開始する

● スクリーニングテストの方法

誤嚥のリスクが高い場合

食物を使用しない
反復唾液嚥下テストから開始

⬇

問題なければ水飲みテストを行う

> スクリーニングテストは、あくまでも直接訓練の開始が可能か、嚥下造影などの検査が必要かを判別する指標です。

● スクリーニングテスト実施前の確認事項

- 意識状態
- 誤嚥性肺炎の繰り返し
- 唾液の嚥下状態
- 発熱の有無
- 気管切開の有無
- 口腔の衛生状態
など

> 患者の状況に合わせて、スクリーニングテストを選択します。

例1	反復唾液嚥下テスト OK ➡ 水飲みテスト 頸部聴診 OK ➡ 直接訓練
例2	水飲みテスト 頸部聴診 OK ➡ 直接訓練
例3	水飲みテスト 頸部聴診 OK ➡ フードテスト 頸部聴診 OK ➡ 直接訓練
例4	水飲みテスト 頸部聴診 × ➡ 1％とろみ付水飲みテスト 頸部聴診 OK ➡ 1％とろみ水で直接訓練

❶ 反復唾液嚥下テスト

（RSST：repetitive saliva swallowing test）

　唾液を飲み込むことで、嚥下機能が保たれているかを確認する方法です。食物や器具などを使用しないので、手軽に行うことができます。

手順

① 第2指を舌骨、第3指を甲状軟骨にあてる。
② 30秒間で空嚥下を何回行えるかを数える。

判定

30秒間で3回未満の場合は陽性となる。

※口腔内乾燥の影響を受けやすいことを念頭におく。

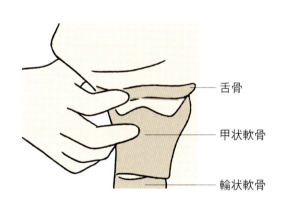

注意！ 以下のような場合は対象外

- 認知機能に異常がある
- 頸部郭清など頭頸部がん術後
- 喉頭挙上術など外科的治療を受けた場合

※p.27～29の評価方法は、日本摂食嚥下リハビリテーション学会医療検討委員会作成マニュアル「摂食嚥下障害の評価 簡易版 2015」https://www.jsdr.or.jp/wp-content/uploads/file/doc/assessment2015-announce.pdf（2017.09.20.アクセス）を参考に作成しています。

❷ 改訂水飲みテスト

（MWST：modified water swallowing test）

　冷水を嚥下させ、嚥下運動とそのプロフィールにより咽頭期の嚥下を評価する方法です。

手順
① 冷水を3mL口腔底に注ぎ、嚥下を指示する。
② 嚥下後に反復嚥下を2回促す。
③ 評点が4点以上の場合は、最大2度テストを繰り返す。
④ 最低点を評点とする。

判定
1点：嚥下なし、むせる and/or 呼吸切迫
2点：嚥下あり、呼吸切迫（不顕性誤嚥の疑い）
3点：嚥下あり、呼吸良好、むせる and/or 湿性嗄声
4点：嚥下あり、呼吸良好、むせない
5点：4点に加え、反復嚥下が30秒以内に2度可能

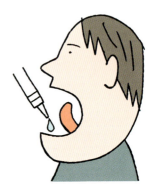
シリンジで口腔底に冷水を注ぐ。

❸ フードテスト

（FT：food test）

　食塊形成や咽頭への送り込みを評価する方法です。口腔内の残留物を観察する部分が改訂水飲みテストと異なります。

手順
① 茶さじ1杯（4g）のプリンなどを舌背前部に置き、嚥下を促す。
② 嚥下後に反復嚥下を2回促す。
③ 評点が4点以上の場合は最大2度繰り返す。
④ 最低点を評点とする。

判定
1点：嚥下なし、むせる and/or 呼吸切迫
2点：嚥下あり、呼吸切迫（不顕性誤嚥の疑い）
3点：嚥下あり、呼吸良好、むせる and/or 湿性嗄声、口腔内残留中量
4点：嚥下あり、呼吸良好、むせない、口腔内残留ほぼなし
5点：4点に加え、反復嚥下が30秒以内に2度可能

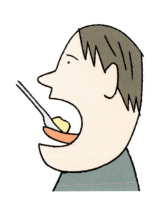

❹ 頸部聴診法

嚥下する際に咽頭で生じる嚥下音と嚥下前後の呼吸音を頸部で聴診します。

手順

① 咽頭貯留物を排除し、聴診器の接触子を頸部（輪状軟骨直下気管外側）に接触させ、呼気をできるだけ一定の強さで出してもらい聴診する。
② 準備した検査食を与え「いつものように飲んでください」と指示し、嚥下音を聴診する。
③ 嚥下終了後、貯留物の排出行為は行わずに呼気を出してもらい聴診する。
④ 嚥下前後の呼気音の比較を行う。

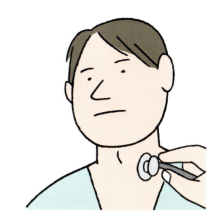

評価基準

指示に従える場合	指示に従えない場合
1. ハフィング、強い咳嗽による排出、あるいは吸引	1. 貯留物の吸引
2. 発生を伴わない一定した強さの呼気産生（呼気音の聴取）	2. 自発呼吸（呼気音の聴取）
3. 試料の嚥下（嚥下音の聴取）	3. 試料の嚥下（嚥下音の聴取）
4. 呼気の産生（呼気音の聴取：2.の呼気音との比較）	4. 自発呼吸（呼気音の聴取：2.の呼気音との比較）

	聴診音の特徴	疑われる嚥下障害
嚥下音	・長い嚥下音 ・弱い嚥下音 ・複数回の嚥下音	・舌による送り込みの障害 ・咽頭収縮の減弱 ・喉頭挙上障害 ・食道入口部の弛緩障害など
	・泡立ち音	・誤嚥
	・むせに伴う喀出音	・誤嚥
	・嚥下音の合間の呼吸音	・呼吸・嚥下パターンの失調 ・喉頭侵入 ・誤嚥
呼吸音	・湿性音 ・嗽音 ・液体振動音	・誤嚥や喉頭侵入 ・咽頭部における液体の貯留
	・むせに伴う喀出音	・誤嚥
	・喘鳴様呼吸音	・誤嚥

日本摂食嚥下リハビリテーション学会医療検討委員会作成マニュアル「摂食嚥下障害の評価 簡易版 2015」より転載
https://www.jsdr.or.jp/wp-content/uploads/file/doc/assessment2015-announce.pdf （2017.09.20.アクセス）

5 摂食嚥下障害の評価

Point 5 嚥下障害の疑いがあれば、画像検査で詳細を確認する

摂食嚥下障害の診断・評価に有効な検査として、嚥下内視鏡検査（VE）と嚥下造影検査（VF）があります。それぞれの利点と欠点を理解し、必要な検査を行うことが重要です。

❶ 嚥下内視鏡検査
（videoendoscopic examination of swallowing）

VE

利点
- ベッドサイドで行うことができる
- 咽頭や喉頭を直接見ることができる
- 特別に検査食を要しない

欠点
- 嚥下中はホワイトアウトし、観察できない
- 口腔期・食道期の観察ができない
- 口腔内の観察ができない

どのような検査？

喉頭ファイバースコープを鼻腔から挿入し、実際に飲むところを評価する。

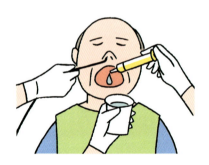

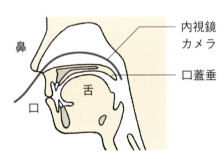

鼻／内視鏡カメラ／口蓋垂／舌／口

VE 正常

咽頭後壁／声帯／披裂／梨状陥凹／仮声帯／喉頭蓋／喉頭蓋谷

正常な咽頭、喉頭で残留物などもない。

VE 異常

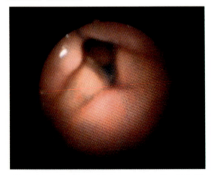

嚥下後の画像で着色した水分が声帯付近に残っている（誤嚥）。

❷ 嚥下造影検査
(videofluoroscopic examination of swallowing)

VF

利点	欠点
・胃までの観察が可能 ・体内の組織を同定可能 ・口腔運動観察可能 ・嚥下運動観察可能	・造影剤使用が必要 ・被曝する ・ベッドサイドでは不可

どのような検査？

・X線透視装置を使用し、バリウム（40％バリウムを使用する施設が多い）など造影剤を嚥下することで評価する。
・口に含んでから胃に達するまで幅広く観察ができる。

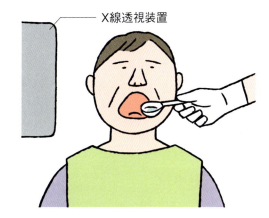
X線透視装置

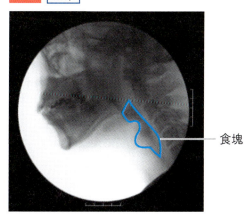
VF 正常

誤嚥や喉頭侵入もなく、食塊が食道に向かっている。

食塊

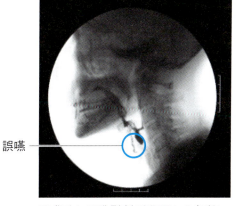
VF 異常

誤嚥時には造影剤が喉頭から気管へ侵入する。嚥下運動も観察できるため、原因もわかりやすい。

誤嚥

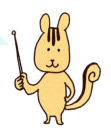

画像検査で腫瘍などが発見された場合は、さらなる専門検査が必要になります。

5 摂食嚥下障害の評価

Point 6 フィジカルアセスメントで障害部位や機能を把握する

　嚥下内視鏡検査（VE）や嚥下造影検査（VF）などの検査は特別な機械や手技を要し、身体への侵襲も加わるため、頻回に行うことが困難です。

　看護師が、障害を受けた部位や機能を把握し、より有効的に摂食嚥下訓練を行うには、フィジカルアセスメントを行い、必要な摂食嚥下訓練を選択する必要があります。

> フィジカルアセスメントは、患者が指示に従うことが可能な場合には有効ですが、指示を理解できない場合は日常の症状（→p.20、24）から判断します。

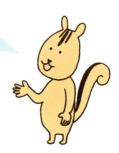

❶ 顔面の評価

　表情筋は顔面神経の支配領域です（→p.13）。顔面神経は上部核と下部核が存在し、上部核は両側支配のため、神経核より中枢で障害を受けた場合は、上部核の支配領域（額部、上眼瞼）は麻痺しません。下部核の支配領域（下眼瞼、頬部）は麻痺します。しかし、神経核よりも末梢で障害を受けた場合は、上部・下部核の支配領域で麻痺します。下部核は一側性支配のため、中枢性、末梢性ともに麻痺します。

　口唇が麻痺すると食塊の口腔内保持が困難になったり、口腔内圧を保持できなくなることにより、口腔内での食塊の搬送が難しくなります。口唇以外にも頬などの口唇周囲の動きが悪いと、咀嚼にも影響を及ぼします。

　顔面の感覚は三叉神経が支配し、三叉神経はそのほかに眼球、鼻粘膜、口腔粘膜、歯茎、舌可動部の感覚を支配し、咀嚼筋も支配しています。

● 顔面神経麻痺の例

中枢性麻痺		末梢性麻痺	
両眉挙上可能	両眼を閉じることが可能	右眉挙上不能	右眼は閉眼不能

鎌倉やよい編：嚥下障害ナーシング．医学書院，東京，2000：63．より改変して転載

❷ 舌の評価

舌は舌下神経の支配を受け、咀嚼による食塊形成、食塊の口腔内保持、搬送にかかわっています。舌根は中咽頭前壁にあたり、感覚や味覚は舌咽神経・迷走神経の支配を受けます。

舌は有郭乳頭を境に舌可動部と舌根に分かれます。食事においては食塊形成をはじめ、味を感じます。味覚には甘味、酸味、塩味、苦味、うま味があり、味を感じなくなると食事への意欲がなくなります。

食事以外では構音に深くかかわり、そのなかでも特に「タ」「ラ」行は舌尖音、「カ」行は舌根音といいます。

● 舌の神経支配

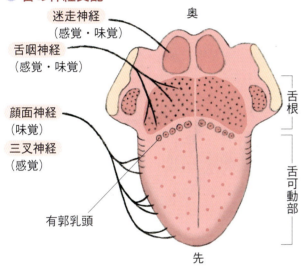

● 麻痺による舌の動き（左麻痺の場合）

安静時　　　挺舌時

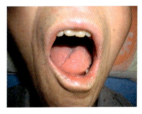 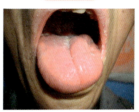

安静時には健側、挺舌時には麻痺側へ偏倚する。

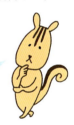

舌可動部の味覚は顔面神経、感覚は三叉神経に支配されています。
味を感じなくなると、「砂をかんでいるよう」と表現する人が多いです。

● 脳の障害部位と舌の麻痺

右舌下神経麻痺（①核上性）　　　　　　　　右舌下神経麻痺（②核性・核下性）

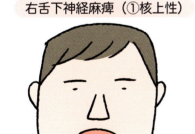 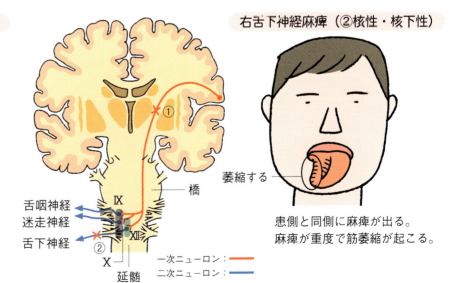

患側と反対側に麻痺が出る。

患側と同側に麻痺が出る。麻痺が重度で筋萎縮が起こる。

稲川利光編：摂食嚥下ビジュアルリハビリテーション. 学研メディカル秀潤社, 東京, 2017：43. より改変して転載

❸ 咽頭の評価

　咽頭麻痺の有無は軟口蓋と咽頭後壁の動きで評価できます。軟口蓋が健側へ斜めに挙上し、咽頭後壁は健側へ収縮します。

　評価方法は構音・軟口蓋の動き・息を吹いたときの鼻からの漏れで評価できます。ほとんどの構音は軟口蓋が閉鎖した状態で発声されますが、「マ」行・「ナ」行は鼻音といわれ、鼻腔と咽頭腔が開閉します。軟口蓋の動きが悪いと開鼻声と呼ばれる、鼻にかかった声になります。

● 軟口蓋の評価方法の例

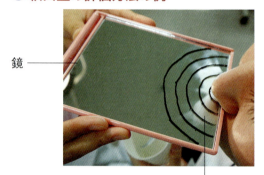

鏡

漏れがあると鏡がくもる

鼻からの漏れは、ストローでコップの水をブクブク吹いた（ブローイング）ときなどに鼻の下に鏡を差し込み、くもりの状況などで判断できる。

ここもポイント！

開鼻声と鼻づまり

　開鼻声とよく似た声に鼻づまりがあります。違いは鼻をつまんだときに声が変わるかどうかです。声が変われば開鼻声で、変わらなければ鼻づまりといえます。

● 正常な咽頭の動き

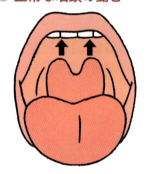

「アッアッアッアッ」と発声させたとき、軟口蓋が左右差なく挙上する。

● 咽頭麻痺があると…

左側の麻痺　　　　　右側の麻痺

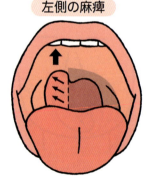 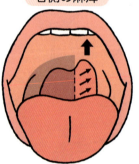

健側への収縮で咽頭後壁にカーテンのようなしわができることから、カーテン徴候と呼ばれます。

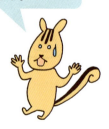

嘔吐反射時などは麻痺側が動かないため、健側のみ挙上する。

鎌倉やよい編：嚥下障害ナーシング. 医学書院, 東京, 2000：67. より改変して転載

6 合併症の予防とリスク管理

Point 1 摂食嚥下障害を放置すれば全身状態が悪化する

摂食嚥下障害になると、さまざまな悪循環が起こります。最大の食べる楽しみを失うことはもちろん、口腔内の汚染、低栄養、脱水、誤嚥性肺炎、窒息のリスクなど、多くの弊害があります。

経口摂取をしなくなると、口腔内の汚染や乾燥も進みます。

● 摂食嚥下障害が進むと…

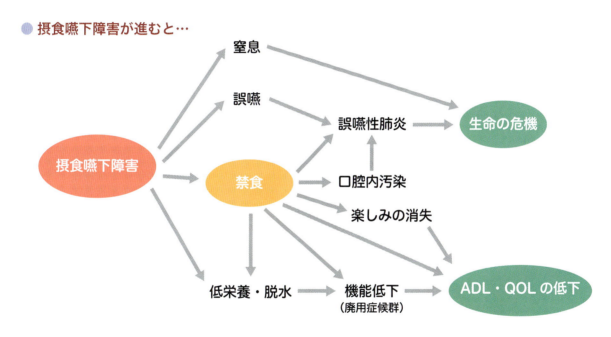

Point 2 咳嗽反射が生じない誤嚥にも注意！

誤嚥性肺炎を予防するためには、誤嚥物をしっかり喀出することが重要です。一般的には誤嚥すると、喀出するための反射である咳嗽反射が生じてむせこみます。この反射により、多くの場合は誤嚥物を喀出することができます。

しかし、不顕性誤嚥と呼ばれる咳嗽反射が生じない誤嚥もあります。咳嗽反射が生じないために誤嚥物を喀出できず、誤嚥性肺炎のリスクが上昇します。

不顕性誤嚥は嚥下造影検査（VF）や嚥下内視鏡検査（VE）を行わなければ正確な診断は困難ですが、疑う症状はあるので、念頭においておく必要があります。

● 誤嚥のタイプ

①嚥下前の誤嚥
嚥下反射の惹起遅延などが原因で嚥下する前に食塊が流れていってしまう。

②嚥下中の誤嚥
声門閉鎖不全などが原因で嚥下時に誤嚥する。

③嚥下後の誤嚥
嚥下圧が低いなどが原因で残った食塊を誤嚥する。

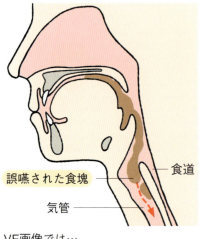

誤嚥された食塊
気管

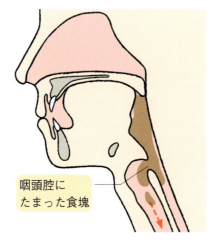

咽頭腔にたまった食塊

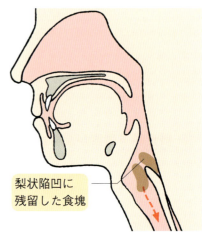

梨状陥凹に残留した食塊

VF画像では…

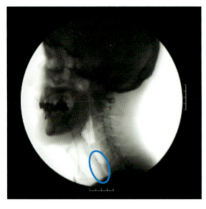

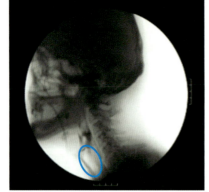

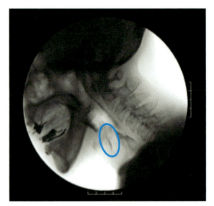

● 不顕性誤嚥を疑う症状

- 食事中に湿性の声になる
- 食事中、食後に痰が増える
- 食事中に呼吸数が増加する
- 原因不明の発熱

● 不顕性誤嚥のイメージ

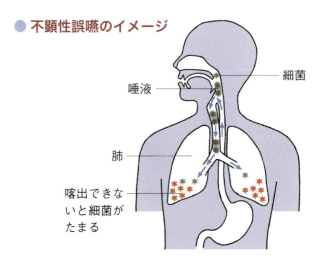

細菌
唾液
肺
喀出できないと細菌がたまる

6 合併症の予防とリスク管理

Point 3 窒息の約80％が食事中に起こっている

　誤嚥性肺炎と同様に、窒息も嚥下機能の低下により起こりうる事故といえます。窒息の約80％は食事中に起こっており、食事摂取の場面では十分注意が必要です。

　窒息時の応急処置としては吸引器での吸引、見える範囲で掻き出す指拭法、ハイムリック法、背部叩打法があり、食事介助を行う者は習得する必要があります。

● 誤嚥性肺炎と窒息

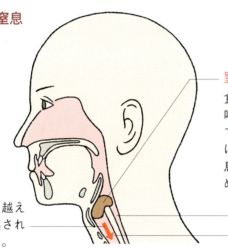

窒息
食物などで気道が塞がれ、呼吸できなくなる。食品では餅が代表的で、ほかにもさまざまな食品で窒息事故が起こっているため注意が必要。

食道
気管

誤嚥性肺炎
唾液や食物が声帯を越えて気管へ入り、喀出されないことで発症する。

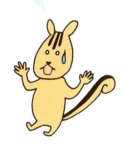

窒息は早急に対応しないと、死につながります。

● 窒息への対処

ハイムリック法
背部にまわり、両腕で上体を抱える。握り拳を上腹部に置き、もう一方の手で握り、上腹部を突き上げるようにする。臥位の場合は腰をまたいでひざまつき、臍の少し上で腹部を圧迫する。

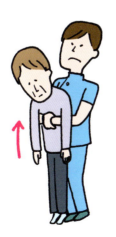

立位

背部叩打法
側臥位か体幹を前屈させ、手根部で肩甲骨の間を4〜5回強く叩く。

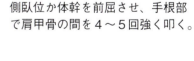

側臥位

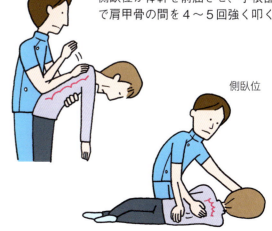

6 合併症の予防とリスク管理

Point 4 呼吸状態が悪いと誤嚥や窒息のリスクが高まる

呼吸と嚥下は関係が深く、嚥下時は声門が閉鎖するために嚥下性無呼吸が生じ、呼吸をすることができません。したがって、呼吸回数が増えると嚥下しにくくなります。酸素吸入を必要とするなど呼吸状態が悪い場合は、誤嚥や窒息のリスクが高まると考えられます。

多くの人は嚥下後は呼気から再開されます。嚥下後に吸気から始まると、食塊が喉頭侵入した場合に気管に吸い込まれやすくなります。

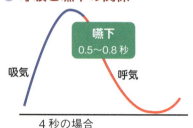

● 呼吸と嚥下の関係

呼吸回数の正常値は12～18回/分（15回の場合は4秒で1回の呼吸になる）。

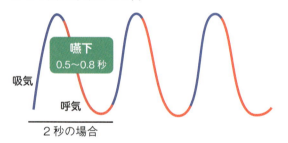

呼吸回数が倍になると、呼気にかかる時間も短くなる。しかし、嚥下にかかる時間は変化しないため、呼吸と嚥下のバランスが悪くなる。

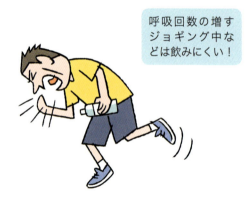

呼吸回数の増すジョギング中などは飲みにくい！

Point 5 経口摂取と代替栄養の併用時は、栄養管理が不十分になりやすい

嚥下障害になると食事の摂取が困難になり、栄養不良になることは容易に想像がつきます。経口摂取ですべて栄養を摂取できない場合は、経鼻胃管栄養や胃瘻などの経管栄養、静脈栄養ならば末梢静脈栄養や中心静脈栄養を適切に選択する必要があります。

全量経口摂取や全量代替栄養の場合は栄養管理がしやすいですが、経口摂取と代替栄養を併用する場合は、栄養管理が不十分になりやすいため注意が必要です。リハビリテーションが開始されると必要栄養量が増加したり、経管栄養が減量になる場合もあり、定期的な評価が求められます。

栄養不良は筋肉量の減少（サルコペニア）、ADLの低下につながります。また、リハビリテーションが開始されても必要栄養量が確保されなければ有効な効果が得られない場合もあります。適切な投与方法と投与量で、効果的なリハビリテーションにつなげましょう。

● 経口摂取と代替栄養

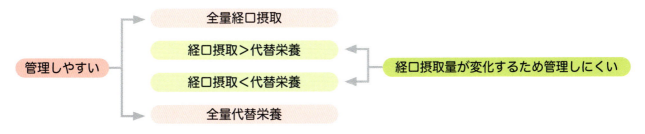

● 栄養補給のアルゴリズム

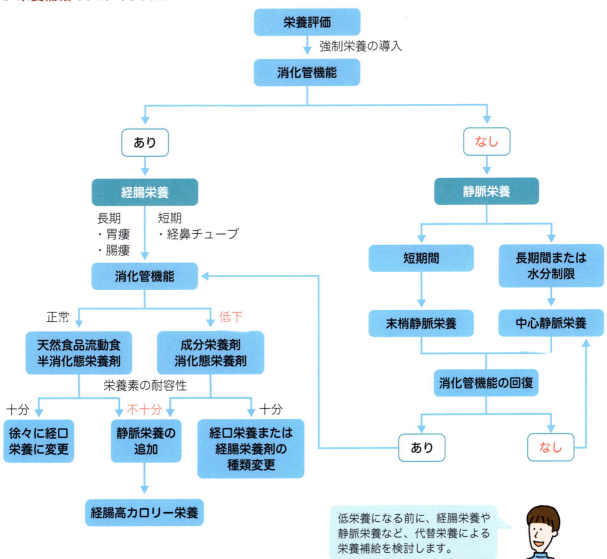

低栄養になる前に、経腸栄養や静脈栄養など、代替栄養による栄養補給を検討します。

松末智：栄養療法の選択アルゴリズム．NST完全ガイド 改訂版，東口髙志編，照林社，東京，2009：28．より転載
(ASPEN. Guidelines for the use of parenteral and enteral nutrition in adult and pediatric patients. JPEN 1993；17：7 SA. Fig. 11.)

● エネルギー必要量

【Harris-Benedictの式（HBE）】
男性：66.47＋（13.75×体重 kg）＋（5.00×身長 cm）－（6.76×年齢 歳）
女性：655.10＋（9.56×体重 kg）＋（1.85×身長 cm）－（4.68×年齢 歳）

エネルギー必要量(kcal/日)＝HBE×活動係数×ストレス係数

【エネルギー必要量計算の指標】
■活動係数
　寝たきり…1.2　ベッド以外での活動あり…1.3
■ストレス係数
　①手術後（合併症なし）……… 1.0
　②長管骨骨折……………… 1.15〜1.30
　③がん／COPD …………… 1.10〜1.30
　④腹膜炎／敗血症………… 1.10〜1.30
　⑤重症感染症／多発外傷… 1.20〜1.40
　⑥多臓器不全症候群……… 1.20〜2.00
　⑦熱傷……………………… 1.20〜2.00

岩佐正人：栄養評価. 日本静脈栄養学会編, コメディカルのための静脈・経腸栄養ガイドライン, 南江堂, 東京, 2000：11. より改変して転載

※活動係数、ストレス係数は文献によって多少異なる。

● 必要水分量

体重当たり
30〜40mL/日

※室温や病態も考慮が必要
※濃厚流動食に含まれる水分は、めやすとして1mL当たり水分0.8mL程度と算出（種類による）

下痢が続く場合は、感染などを疑います。

【経管栄養で下痢につながる要素】
・注入速度
・栄養剤の組成
・浸透圧
・細菌感染

もっと知りたい！

サルコペニア
狭義：加齢によってのみもたらされる骨格筋の減少
広義：加齢や慢性消耗性疾患などのさまざまな疾患を含めた骨格筋の減少

近年、広義の意味を指す場合が多いです。

文献
1）野原幹司：食事時の観察ポイント. 野原幹司編, 認知症患者の摂食・嚥下リハビリテーション. 南山堂, 東京, 2012：48-52.
2）小川彰：飲み込みの異常に気づくポイントは？ 武原格編, ケアプランに活かす 嚥下障害イラストブック, 三輪書店, 東京, 2015：20-25.
3）才藤栄一, 向井美惠監修：摂食・嚥下リハビリテーション 第2版. 医歯薬出版, 東京, 2007：17.
4）藤島一郎：よくわかる嚥下障害. 永井書店, 大阪, 2001：17-18.
5）才藤栄一, 植田耕一郎監修：摂食嚥下リハビリテーション 第3版. 医歯薬出版, 東京, 2016.
6）三鬼達人：今日からできる！摂食・嚥下・口腔ケア. 照林社, 東京, 2013：20-26.
7）鎌倉やよい編：嚥下障害ナーシング フィジカルアセスメントから嚥下訓練へ. 医学書院, 東京, 2000.
8）大熊るり, 藤島一郎, 小島千枝子, 他：摂食・嚥下障害スクリーニングのための質問紙の開発. 日本摂食嚥下リハビリテーション学会誌 2002；6（1）：3-8.
9）日本静脈経腸栄養学会：静脈経腸栄養ハンドブック. 南江堂, 東京, 2011：146-151.
10）日本静脈経腸栄養学会：コメディカルのための静脈・経腸栄養ガイドライン. 南江堂, 東京, 2000.
11）馬場元毅：絵でみる脳と神経 第3版. 医学書院, 東京, 2009.
12）日本摂食嚥下リハビリテーション学会医療検討委員会作成マニュアル「摂食嚥下障害の評価 簡易版 2015」
　　https://www.jsdr.or.jp/wp-content/uploads/file/doc/assessment2015-announce.pdf（2017.09.20.アクセス）

Part 2

小児の摂食嚥下障害

　人間の食べる機能は"生まれてから"発達・獲得されるもので、生まれる前から本能としてもっているものではない[1]といわれています。

　摂食嚥下障害のある小児の多くは、生まれたときから正常な摂食嚥下機能発達の遅れや機能の獲得不全があります。このことは、一度獲得された摂食嚥下機能が、脳血管疾患や頭頸部がんなどの疾患によって障害される成人や高齢者との大きな違いです。

　発達期にある小児の摂食嚥下障害に対応していくためには、健やかな成長発達を支援するための栄養の確保と、基礎疾患に対する治療、機能改善に向けた摂食嚥下訓練などが重要です。そして、"食べることは楽しい"という体験を積み重ねていくサポートが求められます。

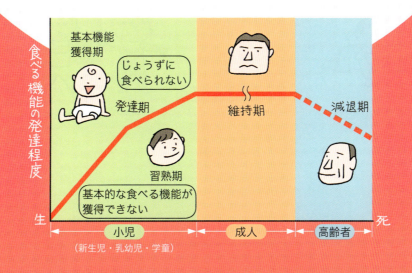

❶ 小児の摂食嚥下機能の発達と障害

Point 1 小児の摂食嚥下機能の正常な発達を理解する

　人間は、生まれてから1歳半ごろまでに寝たきりから首がすわり、寝返りからお座り、ハイハイが上手になり、立ち上がって歩くようになります（粗大運動の発達）。栄養は母乳または人工乳を摂取することから始まります。

　この機能は哺乳反射によって成立しています。哺乳反射が弱くなりはじめる生後5か月ごろから離乳食を摂取することが可能となります。舌の運動機能はこの

● 摂食嚥下機能の正常な発達過程の全体像

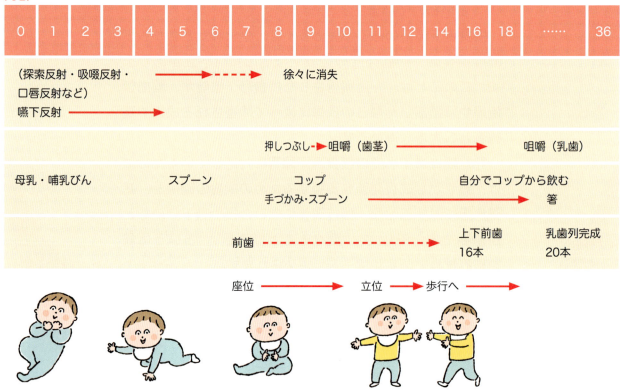

向井美惠：正常摂食機能の発達．金子芳洋編，食べる機能の障害 その考え方とリハビリテーション，医歯薬出版，東京，1997：40．より改変して転載

ころから半固形食を咽頭へ送り込む前後運動、押しつぶしが可能な上下運動、咀嚼が可能な側方への動きへと発達します。口腔の形も、哺乳に適した形態から固形食を食べやすい形態に変化し、歯も生えてきます。

手の動きも最初は指しゃぶりだったのが、玩具をつかんで口まで持っていくようになり、スプーンやコップを持つようになります（上肢機能の発達）。また、精神の発達も著しいものがあります。

もっと知りたい！

哺乳反射

新生児固有の刺激に対する反応を原始反射と呼びますが、そのなかで哺乳動作のために必要な反射のことです。特に、探索反射（rooting reflex）、吸啜反射（sucking reflex）、口唇反射（lip reflex）などが知られています。

哺乳反射は乳汁を摂取するには都合がよく、固形物をつぶして摂取するには不都合な動きのため、5～6か月ごろから徐々に消失していきます。

一方、嚥下反射（swallowing reflex）は、吸啜運動で唾液や食物が口腔後方に送り込まれ、嚥下反射誘発域に達すると惹起される嚥下運動です。同じ乳児の摂食反射ですが、これは残存します。

● **哺乳反射の例**

探索反射	吸啜反射	口唇反射（捕捉反射）
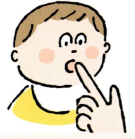	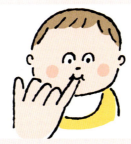	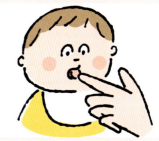
左右口角および上下唇中央部を数回軽く刺激すると、刺激を受けた方向に顔を向け、口を開く。	乳首や小指などを口の中に入れると舌で包み込みリズミカルに吸う動きがみられる。	口唇に加えられた刺激に対して、上下口唇を丸めて前方に突き出すようにして、乳首を唇でとらえる形で閉じる。

❶ 小児の摂食嚥下機能の発達と障害

Point 2 心身の成長発達、口腔機能や形態の変化とともに離乳食の形態も与え方も変わる

　離乳食は、固形食を食べられるようになるための練習、成長に必要な栄養補給、はじめての食べ物の味と香りの体験、食べることの楽しさを知るなど、さまざまな役割があります。離乳食が始まると、心身の成長発達、口腔機能や形態の変化に合わせて食物形態や摂取量、食具、食事姿勢も変わっていきます。

● 乳幼児の成長発達と離乳食の進め方

	0～5か月	5～6か月ごろ 離乳開始	7～8か月ごろ	9～11か月ごろ	1歳～1歳半ごろ 離乳完了
経口摂取機能発達	経口摂取準備	→嚥下機能獲得→捕食機能獲得	→押しつぶし機能獲得	→すりつぶし機能獲得	→自食機能獲得
従来の名称		初期	中期	後期	離乳完了期
口腔の機能発達に合わせた食物形態		なめらかにすりつぶした状態（ヨーグルト、ポタージュ状）	舌で軽くつぶせる固さ 主食：7倍粥 副食：絹ごし程度の固さ	歯茎でつぶせる固さ 主食：5倍粥 副食：バナナ程度の固さ	歯茎で噛める固さ 主食：軟飯 副食：肉団子程度の固さ
舌の動き		舌を前後に動かして食物を奥へ移動させて飲み込む	舌を前後の動きに加え上下にも動かして、食物を舌と上顎でつぶして食べる	舌は前後・上下に加えて左右にも動かせるようになり食物を歯茎に移動させてつぶして食べる	舌を自由に動かして食べる 前歯、奥歯も生え始めるが歯茎でつぶして食べる
食べ方の目安		・1日1回1さじから始める ・母乳やミルクは飲みたいだけ与える （栄養の中心は母乳、ミルク）	・1日2回食で食事のリズムをつけていく ・いろいろな味や舌ざわりを楽しめるように食品の種類を増やしていく （栄養の中心は母乳、ミルク）	・食事のリズムを大切に、1日3回食に進めていく ・家族一緒に楽しい食卓体験をする （栄養の60％程度が食事）	・1日3回食＋間食、食事のリズムを大切に、生活リズムを整える ・自分で食べる楽しみを手づかみ食べから始める （栄養のほとんどが食事）

厚生労働省：授乳・離乳の支援ガイド．2007．を参考に作成
http://www.mhlw.go.jp/shingi/2007/03/dl/s0314-17.pdf（2017.09.25.アクセス）

0～5か月ごろ

(経口摂取準備期)
- 栄養は哺乳反射による乳汁が中心です。

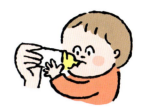

5～6か月ごろ

(経口摂取獲得期→捕食機能獲得期)
- 生後、哺乳反射、嚥下反射による乳児嚥下で水分（母乳、ミルク）を摂取します。その後、首のすわりがしっかりし、支えると座れる、食物に興味を示す、スプーンなどを口に入れても舌で押し出すことが少なくなる（哺乳反射の減弱）などが観察されたら離乳食を始める目安となります。
- このころは、口唇を閉じながら捕食した食物を舌の前後運動で前から奥へ少しずつ送り込み、ごくんと飲み込めるようになります。

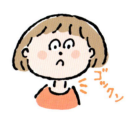

7～8か月ごろ

(押しつぶし機能獲得期)
- 前歯が生え始め、下顎が発達して舌が上下に動くようになると、食物を舌と上顎（口蓋）で押しつぶせるようになります。

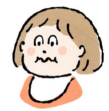

9～11か月ごろ

(すりつぶし機能獲得期)
- 前後、上下運動だった舌は、咀嚼のために左右に動くようになります。
- 舌と上顎（口蓋）でつぶせないものは、舌で歯茎（歯槽堤）の上に移動させて上下の歯茎でつぶせるようになります。

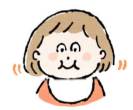

1歳～1歳半ごろ

(自食機能獲得期)
- 上下の前歯がそろい、臼歯が生え始めるため、形のあるものを前歯で噛みとったり臼歯や歯茎でかみつぶしたりできるようになります。

- 1歳～1歳半以降、手と口の協調発達が進むにつれ手づかみ食べが上手になり、食具食べもできるようになります（手づかみ食べ機能獲得期→食具機能獲得期）。

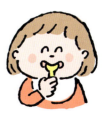

❶ 小児の摂食嚥下機能の発達と障害

Point 3 口腔・咽頭の形態変化と成長発達を理解する

口腔

口腔は成長とともに広がっていきます。

乳児の上顎は平たく、上下の歯茎は低いため、乳首を固定し、哺乳しやすい形態となっています。

乳児は乳首の上方を吸啜窩に押し付け、下方は舌で固定し上下口唇と顎を開けたまま乳汁を摂取します（乳児嚥下）。これに対して、口唇と顎を閉じて舌の先端を上顎に押し付けて嚥下することを成人嚥下といいます。この発達は、口唇・舌・顎のコントロールと協調運動を行うための重要な機能です。

● 乳児の口腔の形態

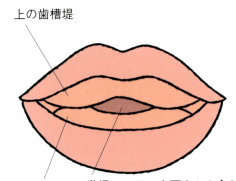
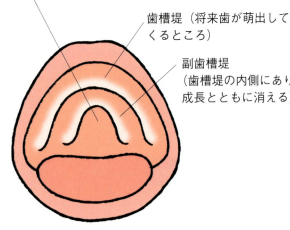

● 哺乳のイメージ

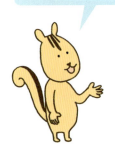

乳児の口腔は、哺乳に適した形態になっていることがわかりますね！

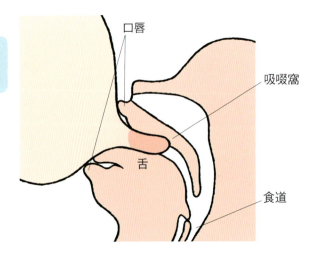

乳児は上顎と舌で乳首を支え、前後の動きで乳汁を摂取する。

歯

　歯の萌出は個人差が大きく、全部生えそろうのは、3歳を過ぎるころです。

　6〜8か月ごろに乳歯が生えてくると、上顎の口蓋が成長して口腔の容積も広がり、離乳食摂取の準備が整います。1歳〜1歳半ごろには上下の前歯が生えそろい、食物の噛み取りが可能となります。

　さらに上下の臼歯が生えて噛み合うようになると、歯茎ではなく臼歯での食物のすりつぶしができるようになります。

● 乳歯、永久歯のおおよその萌出年齢

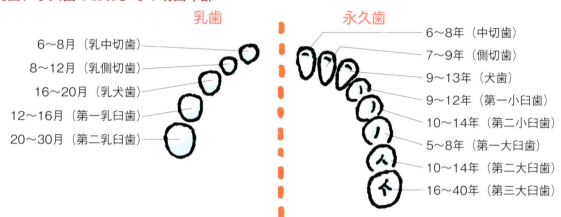

乳歯
- 6〜8月（乳中切歯）
- 8〜12月（乳側切歯）
- 16〜20月（乳犬歯）
- 12〜16月（第一乳臼歯）
- 20〜30月（第二乳臼歯）

永久歯
- 6〜8年（中切歯）
- 7〜9年（側切歯）
- 9〜13年（犬歯）
- 9〜12年（第一小臼歯）
- 10〜14年（第二小臼歯）
- 5〜8年（第一大臼歯）
- 10〜14年（第二大臼歯）
- 16〜40年（第三大臼歯）

咽頭・喉頭

　乳児は中咽頭部が狭く、喉頭が頸の高い位置に存在しているため、軟口蓋から喉頭蓋までの距離が近くにあります。このため、哺乳時に呼吸を停止しないでリズミカルに乳汁を飲むことができます。成長とともに口蓋の高さに対し喉頭の位置が下方へ移動し、咽頭容積が増大します。

　咽頭腔の容積の増加によって豊かな発声、発音が可能となりますが、誤嚥の危険性も高くなります。

● 乳児と成人の解剖学的な違い

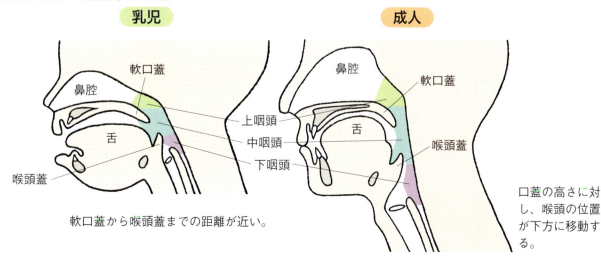

軟口蓋から喉頭蓋までの距離が近い。

口蓋の高さに対し、喉頭の位置が下方に移動する。

❶ 小児の摂食嚥下機能の発達と障害

Point 4 機能の発達・獲得は山登りと同じ。一歩一歩、頂上をめざす

● 摂食嚥下機能の発達の原則

本人に合った登り方で

摂食機能の発達は直線的ではありません（非直線性）。
あるときは止まってしまったり、以前より下手になったようにみえたり、突然うまくなったりと、試行錯誤を繰り返しながら進んでいきます。

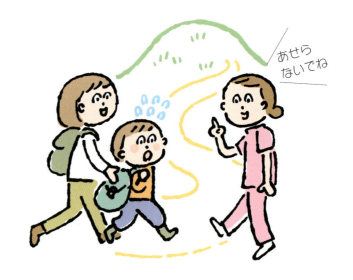

どのルートも登山口からスタート

摂食機能の正常発達には一定の発現順序があります。首がすわり、座位、立位、歩行が可能となるように、食べる機能も乳児嚥下から成人嚥下、舌の動きも前後、上下、左右と発達し、押しつぶし、すりつぶしが上達していきます。

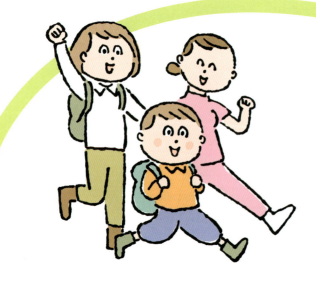

低い山に慣れてくると やがて富士山も…

発達の経過には予行性があります。ある動きが上手になり安定してくると、次の動きが出やすくなります。これは摂食機能のステップアップのための次の課題を提供するめやすとなります。

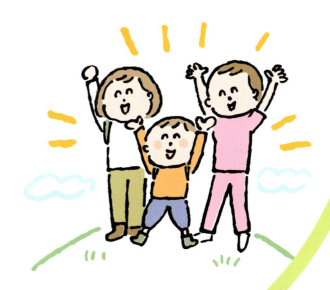

ゴールをめざすのは本人 他の人と比べなくていい

人間は個人差の大きい生き物です。特に乳幼児期は歯の萌出時期の違い、兄弟姉妹の存在などの家庭環境によって成長発達の差が大きくみられます。「同じ年齢なのに他の子のように食べられない」と考える必要はありません。

"あの山に登りたい"という 意欲を大切に

摂食機能の発達の最適期は離乳期（0歳の時期）～1歳半くらいです。染色体異常症など摂食嚥下障害が予想される乳幼児には、できるだけ早期のアプローチが望まれます。たとえ最適期を逃しても根気よく訓練を継続することで発達が期待できます。

登ろうとする意欲と、実力に合った 準備のバランスが大切！

摂食機能の発達に必要な本人と環境の相互作用が重要です。

❶ 小児の摂食嚥下機能の発達と障害

Point 5 成人嚥下には口唇閉鎖と咀嚼機能の獲得が不可欠

　口唇閉鎖機能と咀嚼機能は、乳幼児期に反復練習することが必要です。そして、口腔機能だけではなく、上肢機能の発達によって口と手の協調運動が可能となることで、自分で食器や食具を使用して自食することができるようになります。

● 摂食機能発達における口唇閉鎖機能獲得の重要性

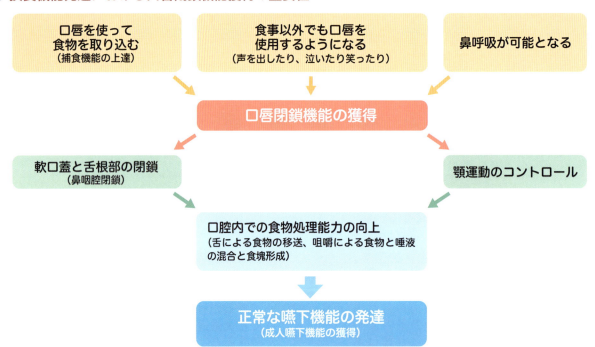

● 咀嚼機能獲得の重要性

咀嚼機能とは、食物の物性を瞬時に判断し、適切な処理を行い、嚥下につなげていく能力

歯（歯槽骨）で受ける感覚（歯根膜感覚）により、食物の硬さ、弾力性などの情報が中枢である脳に伝わり、顎を動かす咀嚼筋の運動がコントロールされる

乳幼児期に反復学習していくことが必要

● 乳児嚥下と成人嚥下の比較

	呼吸	口唇	舌運動
乳児嚥下	ほとんど呼吸停止せず、リズミカルに飲む	閉じていない	前方から後方へ波状運動 前後運動
成人嚥下	呼吸停止	閉じる	舌尖を口蓋に押しつける

❶ 小児の摂食嚥下機能の発達と障害

Point 6 原因は多岐にわたり、疾患・症状が重複している場合も多い

　小児の摂食嚥下障害は、解剖学的な構造異常や咽頭・食道機能の障害、神経筋疾患は消化管の形態異常のために摂食嚥下障害が起こります。また、知的障害や肢体不自由を重複していることも多く、摂食嚥下機能の発達が阻害されます。

　小児の特徴的な摂食嚥下障害は、先行期（認知期）の拒食、過敏、準備期の舌突出、丸飲み込み、口腔期の食物を口腔内にためたまま嚥下しないなどです。舌の動きが悪い障害児は、口腔内に食物をためたままで重力を利用しないとうまく飲み込めない様子が観察されます。

● 小児の摂食嚥下障害の原因

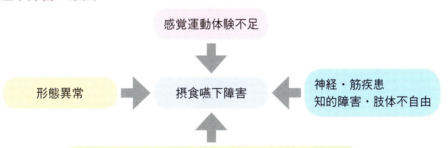

● 摂食嚥下の5期モデルでみた小児の摂食嚥下障害

摂食嚥下の5期モデル	摂食嚥下障害の内容
先行期（認知期） （食物の認識）	食物の認識がない、拒食、過敏
準備期 （捕食、咀嚼、食塊形成）	口唇閉鎖不全、舌突出、丸飲み込み、鼻咽腔逆流
口腔期 （咽頭への送り込み）	口腔内にためたまま嚥下しない
咽頭期	誤嚥
食道期	逆流性食道炎、アカラシアなど

小児の摂食嚥下障害の原因疾患

		主な疾患
①	未熟性	低出生体重児、極低出生体重児、早産児
②	解剖学的な構造異常（先天性・後天性）	唇顎口蓋裂、ピエール・ロバン症候群、先天性食道閉鎖症など
③	中枢神経・末梢神経・筋障害	脳性麻痺、染色体異常、筋ジストロフィー、先天性ミオパチーなど
④	咽頭・食道機能障害	胃食道逆流、アカラシアなど
⑤	全身障害	感染症、心疾患、呼吸器疾患など
⑥	精神・心理的問題	拒食、経管依存症、食事恐怖症、医原性栄養過剰など
⑦	その他	口腔乾燥症、口内炎など

摂食嚥下障害の要因
感覚運動体験不足
知的障害
肢体不自由
形態発育不調和

田角勝：小児期の摂食嚥下障害のさまざまな基礎疾患. 田角勝, 向井美惠編, 小児の摂食嚥下リハビリテーション第2版, 医歯薬出版, 東京, 2014：61.より改変して転載

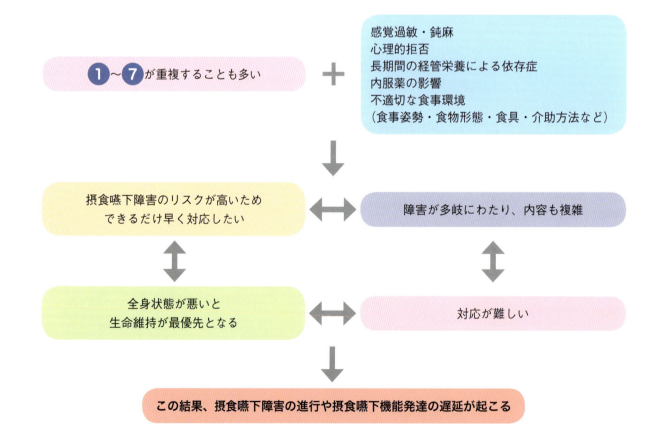

❷ 小児の摂食嚥下機能の評価

> Point **1** 本人が症状を訴えることは少ない。
> **情報収集**と**観察**が重要！

　小児の摂食嚥下障害の主訴や病歴は、家族や養育者から情報収集することがほとんどです。成人や高齢者と異なり、本人の訴えではないので、家族から得た情報をもとに実際の本人の様子、食事形態、姿勢、食事場面を観察して評価していくことが重要です。

　特に摂食時の姿勢、筋緊張の状態は、摂食開始時から終了時までよく観察します。

● 評価の全体像と流れ

主訴・病歴・日常生活の様子など

（問診表にあらかじめ記載を依頼し、参考にしながら面接を実施する）
- 主訴：[例] 水分でむせる、早食い、丸飲み込み、口の中に食物をためたまま、口から食べさせたい、吐きやすい　など
- 日常生活の様子：食物形態、食事量、食事時間、好き嫌いの有無（内容）、間食の有無（内容）、摂食時の姿勢、食具（固形、水分）、内服薬の有無、アレルギーの有無、てんかん発作の有無（症状、頻度）
- 病歴：合併症、手術の既往など

↓

身体所見、神経学的所見

栄養状態、呼吸状態（喘鳴・努力呼吸など）、覚醒レベル、身長・体重（毎回必ず測定する）、精神発達、運動発達、筋緊張の状態と変化

↓

摂食嚥下障害を疑う症状の把握

- 自分から摂食嚥下障害を訴えることは少ないため、保護者が抱えている問題点や悩みを傾聴
- 基礎疾患、全身的な問題点や症状の把握
- 身長・体重、日常生活状況、食事に関する状況（姿勢、食具、食物内容、介助方法、食事時間など）の把握
- 口腔内診査の実施（歯の萌出状況、過敏症状の有無、鼻呼吸の可否、原始反射残存、歯列、咬合状態、口腔形態など）
- 経口摂取が可能な場合は、自宅から持参した食物を用いて評価を実施

↓

● 実際の食事場面をよく観察して評価する

- 食物形態は？
- 鼻呼吸は可能？
- 口腔形態の異常は？
- 嚥下状態は？
- スプーンなど食具は？
- 過敏は？
- 原始反射は？
- 姿勢は？
- 全身状態・神経学的所見は？

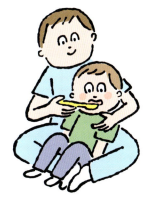

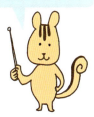

自宅での食事の様子を撮影して、それを見て評価する場合もあります。

スクリーニング

反復唾液嚥下テスト、水飲みテスト、改訂水飲みテスト、フードテストなど

- 指示に従うことができない小児では、実施が難しい場合が多くある。

専門的検査

嚥下造影検査（VF）、嚥下内視鏡検査（VE）、超音波画像診断など

- 小児では検査の協力を得ることが難しいため、全員に実施するのではなく必要なケースを選んで慎重に行う。
- 専門的検査の結果だけで摂食中止といった評価はしない。

● 小児における嚥下造影検査の問題点と解決策

問題点	解決策
食事摂取の場所がいつもと異なる（緊張してしまったり、泣いて検査ができない）	事前に検査室に入ったり、絵カードを用いて説明する 本人が慣れている人に介助してもらう
姿勢保持が難しい	普段使用している車椅子や座位保持椅子、クッションチェアなどを使用する
造影剤が混ざった検査食が食べられない	本人の好きな食べ物を用意する 好きな食事から検査を始める
放射線被曝の影響が成人よりも大きい	照射時間を可能な限り短くする

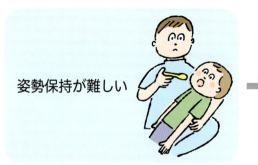
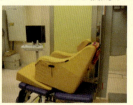

総合評価・診断・治療方針、ゴールの決定

- すべての結果を総合的に評価して、日常生活において安全で継続可能な訓練方法を提供する。
- 主治医から基礎疾患の情報を得て、保護者が抱えている問題点や悩み（主訴）を知り、歯科医師が実施する口腔内診査の結果などをまとめる。こうした情報をもとに摂食嚥下機能評価を行う。
- 必要時には専門的検査を実施し、医師、歯科医師、歯科衛生士、看護師、言語聴覚士、作業療法士、理学療法士、栄養士など各分野の専門職が集まって総合評価、診断を行い、治療方針を決定する。

❷小児の摂食嚥下機能の評価

Point 2 口腔形態を観察する

　小児は、成長とともに口腔形態が変化していきます。乳歯列安定期から永久歯への交換期を迎えると、乳歯の動揺が起こり、咬むことを嫌がる時期もあります。

　前歯が生えていても、開咬があると前歯での咬み取りはできません。また、臼歯は生えていても、咬合状態や口腔形態の異常で咬み合っていないとじょうずに咬むことが難しくなります。こうしたことをふまえて、現在の歯の状態を正確に把握することが大切です。口腔内の専門家である歯科医師、歯科衛生士との連携がポイントとなります。

● 摂食嚥下機能の評価表の例①

過敏症状	全身（□あり　□なし）　手指（□あり　□なし）　顔面（□あり　□なし） 口腔周囲（□あり　□なし） 上唇（□あり　□なし）　下唇（□あり　□なし）　舌（□あり　□なし） 口腔粘膜（□あり　□なし）
鼻呼吸	□可　　□不可　　　　日常呼吸：（　鼻呼吸　口呼吸　両方　）
原始反射	探索反射（rooting reflex）（□あり　□なし）　口唇反射（lip reflex）（□あり　□なし） 吸啜反射（sucking reflex）（□あり　□なし）　正常な咬反射（phasic bite reflex）（□あり　□なし） 緊張性咬反射（tonic bite reflex）（□あり　□なし）　＊脳性麻痺などにみられる病的反射
咬合状態	□正常　　□開咬（open bite）　＊開口（open mouth）とは区別する　　□歯列不正（叢生） □切端咬合　　□交差咬合
奇形	（　口唇裂　　口蓋裂　　口唇口蓋裂　）・その他
口腔形態	高口蓋・狭窄（□あり　□なし）　上顎前突（□あり　□なし） 下顎前突（□あり　□なし）
流涎	（□あり　□なし）　頻度：
反射反応	嘔吐反射（□あり　□なし）　嚥下反射（□あり　□なし）　開口反応（□あり　□なし）
哺乳状態	吸啜力（□普通　□弱い　□なし）

東京都立東大和療育センター摂食外来で使用している摂食評価表より一部抜粋して転載

もっと知りたい！

緊張性咬反射

　原始反射の1つである咬反射（phasic bite reflex）は、小指などを上下臼歯部歯槽堤の間に入れると顎をリズミカルに動かして指を咬む反射です。これに対して異常反射の緊張性咬反射（tonic bite reflex）は脳性麻痺などにみられる病的反射で、歯肉や歯が指やスプーンなどで刺激されると強く咬み込みます。

　プラスチックスプーンを折って飲み込んでしまったり、口腔ケア時などに介助者の指を骨折させるほどの強い力です。

		[症状の例]
過敏症状	●触覚過敏ともいわれ、乳幼児期の感覚体験不足（肢体不自由児などは指しゃぶりや玩具しゃぶりなどが難しい）が過敏（触られるのを嫌がったり、泣いたりする）を誘発すると考えられています。 ●特に口腔周囲、上口唇や口腔内の過敏は食事介助を困難にします。	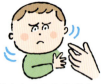 触られるのを嫌がる
鼻呼吸	●成人嚥下には口唇閉鎖が不可欠です。 ●口唇を閉じるためには鼻で呼吸する必要があります。	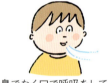 鼻でなく口で呼吸をしている
原始反射 （特に哺乳反射）	●原始反射は生後5～7か月ごろには自然に消失し、離乳食の摂取が可能となります。それ以降の原始反射残存の有無を評価します。	 哺乳反射が残っている

● 歯列不正（歯並びが悪い）・不正咬合（咬み合わせが悪い）の例

叢生	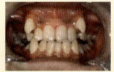	歯が重なり合って生えている状態
開咬 (open bite)	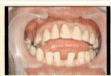	・臼歯の一部だけが咬み合っていて、前歯に隙間が開いている状態 ・前歯での咬み取り（前歯咬断）ができない ・鼻呼吸ができないために口が開いてしまう開口（open mouth）と区別する
交差咬合	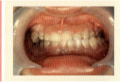	・咬み合わせが斜めになっている状態 ・常に同じ方向に顔を横に向けて臥床している人などに多くみられる
上顎前突	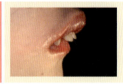	上顎が下顎より前方に出ている状態
下顎前突		下顎が上顎より前方に出ている状態（受け口とも呼ばれる）

※p.55～56の写真はすべて成人の症例です。
写真提供：元橋功典先生（東京都立東大和療育センター歯科医長）

> 歯列不正や不正咬合があると、前歯での食物の咬み取りや臼歯での咀嚼など、食物の処理が困難になります。

> 高口蓋や狭窄があると、食物が挟まったり、舌での押しつぶしが難しくなります。

● 口蓋の形態異常の例

高口蓋	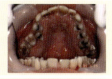	口蓋が普通よりも高い状態
狭窄		口蓋が普通よりも狭くなっている状態（高口蓋を伴っている場合が多い）

ここもポイント！

舌接触補助床（PAP）

　高口蓋や狭窄があると食物が挟まったり、舌での押しつぶしが難しくなるため、舌接触補助床（palatal augmentation plate：PAP）の適応となる場合あります。

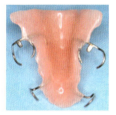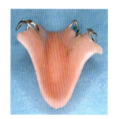

PAPの例

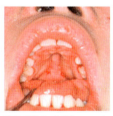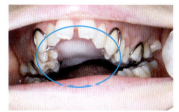

高口蓋の症例。このままでは口蓋が高すぎて舌での押しつぶしができない。

PAPを装着したところ、口蓋が低くなり、舌での押しつぶしが可能となった。

❷ 小児の摂食嚥下機能の評価

摂食嚥下機能を観察する

　小児の摂食嚥下機能評価を行うには、食べている様子を観察することが重要です。環境が変わると食べなかったり、緊張して本来の機能が再現できないことも多いため、外来で評価する場合は空腹時に来ていただいたり、個室を準備するなどの配慮が必要です。また、どうしても緊張して食べられない場合は、自宅で食べている様子をビデオ撮影して持参してもらうのも有効です。

　評価のポイントは、口唇・舌・顎などの動き、捕食から嚥下までの食物処理方法の一連の流れ、障害児特有の異常パターン（緊張性咬反射、逆嚥下、丸飲み込み、過開口）の有無などです。

● 摂食嚥下機能の評価表の例②

- **口唇閉鎖**
    - 安静時：（□いつも　□時々　□なし）
    - 捕食時：（□いつも　□時々　□なし）
    - 処理時：（□いつも　□時々　□なし）
    - 嚥下時：液体摂取時：（□いつも　□時々　□なし）
    - その他：＿＿＿＿＿＿＿＿＿＿＿＿＿＿＿＿＿
- **舌運動**
    - 動き：（□前後　□上下　□左右）
    - 突出：
    - 安静時：（□いつも　□時々　□なし）
    - 固形物捕食時：（□いつも　□時々　□なし）
    - 処理時：（□いつも　□時々　□なし）
    - 嚥下時：（□いつも　□時々　□なし）
    - 水分摂取時：（□いつも　□時々　□なし）
    - その他：
- **顎運動**
    - 顎の動き：（□単純　□移行　□臼磨）　固形物：（□良　□やや良　□不良）　水分：（□良　□やや良　□不良）
    - その他：＿＿＿＿＿＿＿＿＿＿＿＿＿＿＿＿＿
- **嚥下**
    - のどの緊張：（□あり　□なし）　分割嚥下：（□あり　□なし）　むせ込み：（□あり　□なし　頻度：＿＿＿＿＿）
    - 速度：（□普通　□遅い）　一回の処理量：（□多い　□普通　□少ない）
    - その他：
- **口腔内での食物処理方法**
    - 押しつぶし：（□あり　□なし）　咀嚼：（□あり　□なし）　前歯咬断：（□あり　□なし）
    - 乳児様嚥下：（□あり　□なし）　吸啜動作：（□あり　□なし）　逆嚥下（舌突出嚥下）：（□あり　□なし）
    - その他：＿＿＿＿＿＿＿＿＿＿＿＿＿＿＿＿＿

東京都立東大和療育センター摂食外来で使用している摂食評価表より一部抜粋して転載

[症状の例]

口唇閉鎖

- 固形物を摂取するための成人嚥下を可能にするには口唇閉鎖機能の獲得が重要です。口唇で食物を取り込み、舌で左右の臼歯に食物を運び、下顎の回旋動作と上下の臼歯で咀嚼します。その際、食物が左右の口腔前庭に落ちないように頬部が支えるのです。このような分離動作と協調運動によって食物を咀嚼して唾液と混ぜて咽頭に送り込みます。普段の様子、捕食時、処理時、嚥下時についてみていきます。
- 固形物と水分の両方で口唇閉鎖が可能かどうか評価します。水分の場合はスプーン、コップ、ストローなどを用いて評価します。

口が閉じられず食物がこぼれてしまう

舌運動

- 乳児嚥下では舌の前後運動が中心で、離乳食中期頃になると食物を舌で口蓋に押しつぶして摂取することが可能となります（舌の上下運動）。その後、離乳食後期ごろになると舌で食物を左右の臼歯に繰り返し運び咀嚼することが可能となります（側方運動）。舌の前後運動があると口唇閉鎖が難しくなります。
- 普段の様子、捕食時、処理時、嚥下時について、食物と水分両方で評価します。

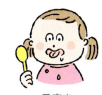

舌突出

顎運動

- 下顎の動きについてみていきます。
- 上下の単純運動から咀嚼が可能になると回旋運動となります。

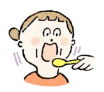

過開口

嚥下

- 嚥下時ののどの緊張、むせ込み、逆嚥下（嚥下時に舌を突出させて飲み込む障害児特有の異常パターン）、分割嚥下（何度も嚥下しながら飲み込む）、飲み込みの速さ（口の中に食物をため込んでいないか）、1回処理量（食物を飲み込む量）、丸飲み込み（咀嚼が必要な食物を咀嚼せずに飲み込んでしまう）などについて評価します。
- むせ込みは食物や液体などが気管に入ったり、入りそうになったときに引き起こされる反射ですが、嚥下障害がある場合は誤嚥していてもむせない場合があるので注意します（不顕性誤嚥）。
- むせ込みがあるときは、食物内容（水分、固形物）、形態、姿勢などについて細かく観察していきます。必要時には嚥下造影検査などを実施して評価します。

丸飲み込み

> 🐰 **もっと知りたい！**
>
> #### 逆嚥下、舌突出嚥下
>
> 　逆嚥下、舌突出嚥下は、主に重症心身障害児者に観察される正常ではない嚥下時にみられる動きのことです。食物を摂取する様子を観察すると、咽頭部を緊張させて舌を突出させて食物を嚥下しています。この異常な動作は、長い期間仰臥位で食事介助を受けてきた重症心身障害者にみられます。
> 　一度定着した異常な動作を修正していくことは困難な場合が多く、無理に修正するとむせ込みが強くなることもあります。このような状況にならないよう、早期からの介入が重要です。

❷ 小児の摂食嚥下機能の評価

Point 4 総合評価・診断により、治療方針、目標を決定する

　主治医から基礎疾患の情報を得て、保護者が抱えている問題点や悩み（主訴）を知り、歯科医師が実施する口腔内診査の結果などをまとめます。こうした情報をもとに摂食嚥下機能評価を行います。必要時には専門的検査を実施して医師、歯科医師、歯科衛生士、看護師、言語聴覚士、作業療法士、理学療法士、管理栄養士など各分野の専門職が集まって総合評価、診断を行い、治療方針を決定します。

　小児の摂食嚥下訓練は、小児の成長発達と生活環境を考慮しながら実施します。直接訓練、間接訓練（→p.66）を実施する場合は、誰が、いつ、どこで行うか保護者を交えて話し合います。入院中であれば、看護師が実施、他施設入所中であれば施設職員が実施することになります。

● 評価表の例

【指導内容】

□取り込み時における上唇の使用を促す　　　　□バンゲード法（口唇訓練　歯肉マッサージ）

□呼吸と協調したスムーズな嚥下を促す　　　　□リラクゼーション・ポジショニング

□口唇を閉じた成人嚥下を促す　　　　　　　　□実用的な咀嚼を促す

□顎舌の分離を図り舌での押しつぶしを促す　　□その他

□舌の側方運動を促し、食べ物を奥歯へ運ばせることを促す

【推奨される食事形態】

東京都立東大和療育センター摂食外来で使用している評価表より一部抜粋して転載

❸ 小児の摂食嚥下障害へのアプローチ

Point 1 小児の摂食機能療法は発達的アプローチ

　摂食嚥下障害のアプローチを行う前に、小児の摂食機能療法は発達に伴い急速に変化することを理解することが重要です。正常発達段階のどこで停滞しているのか、摂食嚥下のどの段階に問題があるのか、その問題の原因は何かといった評価をもとにどのようなアプローチが必要か考えていきます。特に姿勢を含む食事環境、食物形態の指導は評価をもとにすぐに実践していくことが可能で、大きな効果が期待できます。基礎訓練は小児の受け入れが可能な訓練を実施します。摂食嚥下障害に対する自覚や基礎訓練に対するモチベーションが低い小児にとって、嫌がる訓練を無理に実施しても効果は期待できません。摂食訓練では食物処理時の口唇、舌、頬部の動きなどを常に観察し、発達を促すために段階的にステップアップしていきます。

　訓練のゴールは一人一人異なりますが、口唇閉鎖機能（成人嚥下機能）と咀嚼機能の獲得は大きな目標の1つです。咀嚼機能は、リンゴ、ニンジンは硬い、豆腐、バナナはやわらかいなど、多くの食物の物性を瞬時に判断して、適切な処理をして嚥下につなげる能力であり、これは乳幼児期に反復学習して獲得できる能力です。

　生後、乳児は指しゃぶりや玩具かみなどを繰り返します。このとき、ものをかむ場所（歯槽提といって将来歯が生えてくる場所）で受ける感覚（歯根膜感覚）によって食物の硬さ、弾力性などの情報が脳に伝わり、顎を動かす咀嚼筋の動きがコントロールされるようになります。そして、食物をかむことで食物本来の味やおいしさを体験することができるようになるのです。

　丸飲み込みでも咀嚼しても「胃に入れば同じ」ではありません。"食べることはおいしくて楽しい"という人間本来の体験を成長発達のなかで獲得するために適切なアプローチを行います。口腔内での食物処理能力（舌による食物の移送、咀嚼による食物と唾液の混合と食塊形成）を向上させるために成人嚥下と咀嚼機能の獲得をめざします。

● 小児へのアプローチのポイント

うまく食べられない…　　　　　　　　食べることはおいしくて楽しい！

口から食べない　早食い　　　　　　摂食嚥下機能改善
水分でむせる　吐きやすい　舌が出る　心身の健やかな成長　食事のおいしさ、食べる楽しさの体験
丸飲み込み　　　　　　　　　　　　　必要な栄養が安全に摂取できる

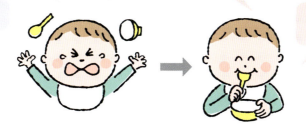

● 小児の摂食嚥下障害のアプローチの全体像

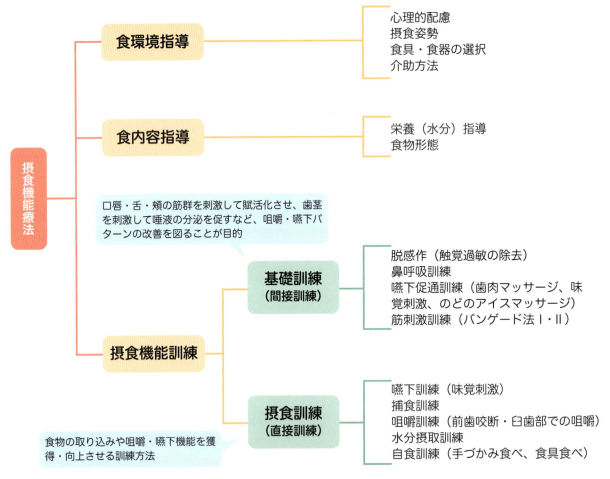

髙橋摩理：小児における摂食機能療法．田角勝，向井美惠編著，小児の摂食嚥下リハビリテーション 第2版，医歯薬出版，東京，2014：132．より改変して転載

> **Point**
> - 食環境指導・食内容指導は摂食嚥下障害をもつ障害児に対する代償法として効果が期待できるが、摂食嚥下障害が重度の場合は限界がある。
> - 摂食機能訓練（基礎訓練・摂食訓練）は、ゴールを設定して毎日同じ方法で継続して行うことで効果が期待できる。
> - 摂食機能訓練は障害児に観察される異常パターン（舌突出・緊張性咬反射・丸飲み込み・過開口など）の抑制と、正常発達（口唇閉鎖訓練・嚥下訓練・咀嚼訓練など）の促進が重要である。

❸ 小児の摂食嚥下障害へのアプローチ

Point 2 食環境の指導

❶ 摂食姿勢

床面に対しての体幹の角度（仰臥位、15～30度、45～60度、80～90度）と、体幹に対して頸部をどの程度前屈させ、安定した姿勢をとらせるかがポイントです。その際、小児の口腔機能、筋の緊張状態、身体の変形拘縮、座位保持機能、呼吸状態、胃食道逆流などを考慮し、安全で安楽に食事摂取できることを考えます。

成人では、摂食嚥下障害が重度の場合に体幹の角度を15～30度にすることがあります。利点として解剖学的に気道が上、食道が下となり、誤嚥の防御が可能となることや、重力を利用して食塊がゆっくり送り込まれることなどが考えられます。欠点としては、視線が天井方向となるため食事内容が見えないことや覚醒不良となることがあります。小児でも同様で、この体位では自食は難しく受動的な食事摂取となります。

体幹を座位まで起こすと視線が下になるため、食事内容がよく見えて自食が可能となります。また、覚醒レベルもよくなりますが、欠点としては咽頭への送り込みが早くなり、嚥下反射惹起遅延があると誤嚥しやすくなります。

よい姿勢のポイント
- 体幹と頭部が安定している。
- 股関節と膝関節が屈曲していて、足底は床面に着いて深く腰掛ける。
- 自食する場合も、体幹が安定することで上肢の動きがスムーズになり、頸部がやや前屈することで食事内容をよく見ることが可能となる。
- 車椅子に座る場合は、足底がフットレストに着いていて、股関節を屈曲させ車椅子の座面に深く座ることで体幹を安定させ、カットテーブルを装着する。

悪い姿勢では…
- 全身が伸展パターンとなり足底が床面に着かず、頸部が後屈して食物を見ることができない。
- 車椅子の場合は、最初は姿勢が安定していても食事中に筋緊張が亢進して伸展パターンとなり、体位がずれてくることがある。

● よい姿勢をとるための小児用の椅子の例

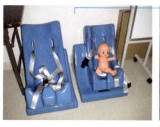
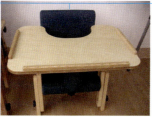
座位保持椅子
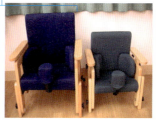
クッションチェア　ベビーチェア
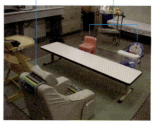

椅子を使用することで安定した姿勢が得られる。テーブルを置くと、食物を見ながら摂取が可能となり、摂食嚥下機能の向上に効果的。座位保持椅子やクッションチェアは、個々に合わせて調節が可能だが、市販のベビーチェアなどを使用する場合は、タオルやクッションなどで体位を調節する。

● 頸部の角度

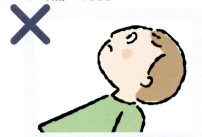

伸展パターンが強く、頸部前屈が難しくなると、咽頭と気管が直線になり誤嚥しやすくなる。

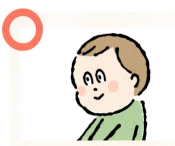

頸部を前屈すると、咽頭と気管に角度がついて誤嚥しにくくなる。

> **もっと知りたい！**
>
> **姿勢保持が困難な疾患**
>
> 脳性麻痺では、筋緊張が亢進する痙直型、筋トーヌスが変化するアテトーゼ型、筋トーヌスが低下する失調型などがあり、いずれも姿勢の保持が困難です。成長に伴い変形拘縮、側弯の進行などがみられ、安全な姿勢の検討が重要となります。

❷ 食具・食器の選択

　小児の摂食嚥下機能や口腔内の大きさ、左右の口角間の距離、捕食時の能動的な開口や口唇閉鎖の様子をよく観察して、適切な食器具を選択することが大切です。

　小児の食器具もさまざまなものがあります。材質はステンレス製やシリコン製があります。自食する場合はグリップの形状も検討することが必要です。口唇閉鎖が不十分な場合は、ボール部が浅いスプーンや平スプーン（SUD）を使用します。

● 大きすぎるスプーンの影響

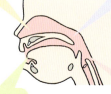

大きなスプーンに盛られた食物を口唇で取り込むには大きく口を開けることが必要

スプーンの先端が軟口蓋にぶつかって傷ができてしまう

大きなスプーンはボール部が深いため、一口量が多くなる

食物が奥舌に置かれるため嚥下が難しくなる

適切なスプーンの大きさは、左右口角の距離の2/3程度

● 小児の上肢機能や摂食嚥下機能に合わせた食器具の例

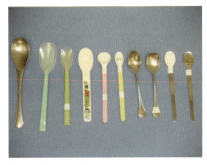

摂食嚥下機能や口の大きさに合わせたスプーン類

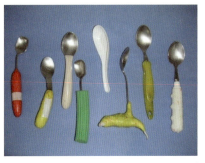

上肢機能に合わせて作製されたスプーン

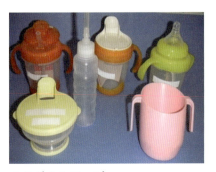

さまざまなコップ

❸ 小児の摂食嚥下障害へのアプローチ

❸ 介助方法

病院、施設では多くの場合、職員が食事介助を行いますが、そのときに注意しなければならないことがあります。普段こんな食事介助をしていませんか？

- 大音量のテレビや、ざわざわした雰囲気のなかで介助する
- 食事内容を見せずに介助を始める
- 食事中に介助者が何回も交替する
- 介助者が立ったままで、小児の顎が上がっている
- 前歯にスプーンをあてて食物をこそげる
- 嚥下を確認せずに次々に食物を口へ運ぶ
- 大きなスプーンに食物をたくさん乗せて介助する
- 奥舌に食物を置く

- 食事に集中できるように環境設定を行う
- 食事前にメニューを紹介する
- 介助者が交替すると、それまでのペースが崩れてしまったり、気が散る原因となる。できるだけ1対1で最後まで同じ職員が介助する
- 介助者の位置を低くして、小児が前頸姿勢をとれるようにする
- スプーンを下口唇に軽く乗せて、上口唇が下りてきたらまっすぐにスプーンを引き抜く。口唇閉鎖が難しい場合は口唇介助を行う
- スプーンに乗せる食物の量は、1～2回の嚥下で処理できるくらいにする
- 食物は舌の可動域が大きく、味覚も発達している前方に置く。舌の前方に食物を置くことで、左右の臼歯に運びやすくなる
- 小児が口唇でストローを保持して自分で飲むのを介助する

できるところから少しずつ変えていきましょう！

Point 3 食内容の指導

食事を摂取する機能の獲得は出生後からの積み重ねによります。小児には食べたことがない食品が多くあります。これらは記憶として認知されていません。経験のない食品に出合うことで認知機能（見る、嗅ぐ、なめる、フォークで刺してみるなど）を繰り返します。

成人では、日本摂食嚥下リハビリテーション学会の提唱する「嚥下調整食学会分類2013」、日本介護食品協議会が提唱する「ユニバーサルデザインフード区分表」「嚥下食ピラミッド」「スマイルケア食」などさまざまなものが開発されています（→p.153）。小児の分野では現在、日本摂食嚥下リハビリテーション学会にて「発達期摂食嚥下障害児（者）のための嚥下調整食分類案Ⅱ」が策定中ですが、食物形態は離乳食が基本となっています。

咀嚼が不十分だと、唾液と食物を混ぜ合わせて食塊を形成することができません。また、水分だとサラサラしすぎてむせ込む場合など、とろみ調整食品を利用することもあります。

現在多くの製品が販売されています。それぞれの製品の特徴を知り、安全なとろみを提供することが大切です。

● とろみあんの例

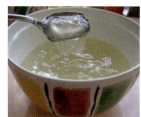

料理にかけてまとまりやすくする。

❸ 小児の摂食嚥下障害へのアプローチ

Point 4 基礎訓練（間接訓練）

[訓練の主な内容]
- 脱感作（触覚過敏の除去）
- 鼻呼吸訓練
- 嚥下促通訓練（歯肉マッサージ、味覚刺激、のどのアイスマッサージ）・筋刺激訓練（バンゲード法Ⅰ・Ⅱ）

間接訓練は本人が快の刺激として受け入れることが重要です。過敏除去、鼻呼吸の練習は食事時間以外の本人の機嫌のよいときに行いましょう。本人が嫌がるときは中止します。

過敏除去（脱感作）

- 過敏は、生後長期間の入院治療や肢体不自由児など、顔面口腔周囲や口腔内の触圧覚刺激（指しゃぶり、玩具なめ、玩具かみなど）の不足が要因といわれています。
- 触覚過敏は、顔面や口腔周囲、上唇部に残っていることが多く、過敏があると口腔内を触られるのを嫌がったり、食事介助することが困難となるため過敏除去（脱感作）が必要となります。
- 食事時間以外に1日数回、大人の手のひらを過敏のある部位から遠位部にしっかりと圧迫するように当て、力が抜けたら少しずつずらして過敏のある部位まで行います。
- 手、肩、首、顔、口腔周囲などに過敏がある場合は、最も末梢の手から始め、手の過敏がなくなったら肩、首へと順番に進めていきます。

 もっと知りたい！

過敏より原因を取り除くことが難しい心理的拒否

　過敏と似た反応を起こすものに心理的拒否があります。過敏は感覚体験不足による触覚過敏で、どんな状況でも発現し、改善するためには脱感作が必要です。心理的拒否は過去の不快な経験による視覚、聴覚刺激によるものといわれており、発現しない場合や突然消失することもあり、原因の除去が必要です。脱感作は過敏にしか効果がないため、鑑別が重要です。

事例1　重症心身障害者のAさん（38歳）
　ある日突然、食事を拒否するようになりました。食事内容を変更したり、味付けを変えたり、家族に介助を依頼しましたが効果がなく、経鼻経管栄養となりましたが、しばらくすると経口で食べ始めました。結局、拒食の原因もなぜ食べるようになったのかも不明のまま、栄養チューブ抜去が可能となりました。

事例2　肢体不自由児のBくん（5歳）
　4歳まで普通食を摂取していましたが、食事を拒否するようになりました。原因は不明のまま経鼻経管栄養となり、食事時間になると栄養チューブを指さす経管依存症となりました。

過敏よりも、心理的拒否は原因を取り除くことが難しいです。

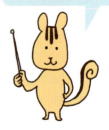

鼻呼吸の練習	● 鼻呼吸ができない場合は口唇を閉じて鼻で呼吸をする練習が必要です。 ● 鼻呼吸ができないと、舌が突出しやすくなり、口唇を閉じた状態でいることが難しくなります。口唇閉鎖不全のまま食物を取り込むと、処理時に口腔内を陰圧に保つことができず、むせ込みや誤嚥のリスクが高くなります。 ● 鼻呼吸の練習をするときは、その前に鼻腔疾患（アデノイド、副鼻腔炎など）がないか確認します。
嚥下促通訓練	● 自己唾液を嚥下することで嚥下を促通する訓練です。 ● 唾液を嚥下するとき、顎を閉じるように介助しながら行います。 ● 歯肉をマッサージすることで唾液の分泌を促し、口腔内の感覚機能を向上させたり、嚥下反射を促し咀嚼リズムを獲得するために行います。食前に実施することで口腔内の食べる準備ができます。 ● キャンディーやはちみつなどの甘味を下口唇の内側に塗ります。甘味刺激で唾液が分泌されます。また舌が甘味のある前方へ動くため舌訓練にもなります。
筋刺激訓練	● バンゲード法と呼ばれる筋刺激訓練法は、デンマーク・コペンハーゲン郊外にあるバンゲード小児病院で開発されたもので、金子芳洋氏により1980年代に日本に紹介されました[1]。 ● 口唇、頰、舌の筋肉群を刺激することで、吸啜、嚥下、咀嚼パターンを改善させます。 ● ①受動的刺激法、②半能動的刺激法、③能動的刺激法、④抵抗法がありますが、指示に従うことが困難な小児の場合は、①の受動的刺激法がほとんどです。 ● 口唇訓練、頰訓練、舌訓練（口内法、口外法）などがあります。

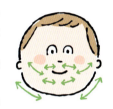

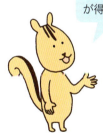

バンゲード法による口唇訓練は、小児の摂食機能療法では広く用いられている方法ですが、適切な方法で行わないと効果が得られないため、専門家から指導を受ける必要があります。

❸ 小児の摂食嚥下障害へのアプローチ

Point 5 摂食訓練（直接訓練）

[訓練の主な内容]
- 嚥下訓練（味覚刺激）
- 捕食訓練
- 咀嚼訓練（前歯咬断・臼歯部での咀嚼）
- 水分摂取訓練
- 自食訓練（手づかみ食べ、食具食べ）

注意事項
- 直接訓練は、意識レベルが清明か覚醒（JCSで0～1桁）、全身状態が安定、病状の進行がないこと、確実な嚥下反射が観察されることなどが開始のめやすになる。
- 直接訓練開始前後で口腔ケアを実施し、食事環境（姿勢、食具、食物形態、介助方法）を整え、リスク管理（誤嚥・窒息などの危険があることを念頭に置く）としてパルスオキシメーター装着、吸引器、酸素などがすぐに使用できるようにしておく。
- 直接訓練を実施するときは、声のかけ方、一口量、食塊を舌に置く位置、タイミング、飲み込みやすさ、嚥下時に顎が上がっていないかなどを確認する。

❶ 捕食訓練（口唇閉鎖訓練）

小さなスプーン（平スプーンやボール部の浅いスプーン）を使用し、食物を舌の前方に乗せて上口唇が下りてくるのを待ってスプーンを引き抜きます。上口唇が下りてこない場合は口唇閉鎖介助をします。

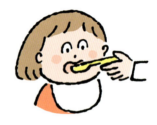

実施例
- ストローを口唇で保持して口唇閉鎖しながら水分を飲む。
- 麺類のたぐり食べや、すすり摂りをしながら口唇閉鎖を練習する。

捕食時に舌突出がみられる場合
スプーンで抑制したり、口唇閉鎖介助をする。

過開口がみられる場合
力が抜けるのを待ってから、軽く顎を閉じるように介助する。

● 口唇閉鎖介助の例

後方介助　　　　　　　前方介助

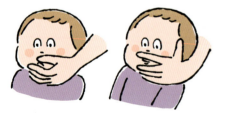
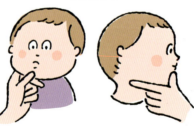
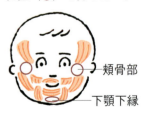

筋肉の動きを邪魔しない位置（○）で押さえる。
― 頬骨部
― 下顎下縁

❷ 咀嚼訓練（前歯咬断・臼歯部での咀嚼）

　本人の摂食嚥下機能発達に合わせて前歯での咬み取りや臼歯部での咀嚼を練習します。ゼリー、プリン、ヨーグルトなど咬む必要のない食品は用いません。赤ちゃんせんべいなどは割れて危ない場合があるため、前歯咬断の練習をするときは注意が必要です。

　窒息のリスクが高い餅、米飯、パンのなかで、特にパンは口唇閉鎖不全のまま摂取すると、硬口蓋に張り付き、奥舌に乗せて介助すると唾液で固まって窒息のリスクが高くなります。嚥下を確認せずに次の食物を口に入れたり、自食でペーシング障害があると窒息の危険が高くなります。危険な食材であることを認識する必要があります。

咬むことが難しい場合
下顎を介助して歯型がつくくらいにして歯根膜感覚を刺激する。硬さ、弾力性など食物の情報が大脳皮質に伝達され、顎を動かす咀嚼筋をコントロールする練習になる。

食物を咀嚼せずに丸飲み込みする場合
食物形態を離乳初期〜中期まで下げて、咀嚼訓練を実施する。

❸ 水分摂取訓練

　スプーン、れんげ、コップ、ストローなどを使用して行います。

具体的な訓練方法については、成書がたくさん出版されていますので、そちらを参照してください。

ここにも注意！

小児の窒息への対処

　経口摂取中や経管栄養注入中、嘔吐後などに急に顔色不良、努力性呼吸、呼吸状態の悪化などが出現する場合は、窒息や多量の誤嚥を疑います。注入物、気道内分泌物などは吸引器で吸引し、肺理学療法、酸素投与などを実施します。

　異物による窒息の場合は下記を実施します。

背部叩打法

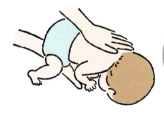

異物が取れるまで繰り返す

反応のある乳児をうつ伏せにして、その腹側に腕を通し、指で乳児の顎を支えて突き出し、上半身がやや低くなるような姿勢にする。手の付け根で両側の肩甲骨の間を4〜5回迅速に叩く。

胸部突き上げ法

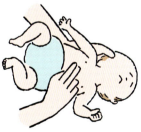

反応のある乳児に対し、背部叩打法で異物を除去できなければ、仰向けにし、胸骨圧迫の要領で4〜5回圧迫する。

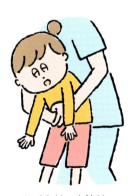

ハイムリック法は体重25kg以上

❸ 小児の摂食嚥下障害へのアプローチ

Point 6 ライフサイクルに合わせた柔軟な対応が大切

　小児は乳児期、幼児期、学童期と成長発達過程において生活環境も家族構成も大きく変化していきます。在宅から通園などに移行し、学齢期を迎えると学校に通学し、卒業後は通所や作業所に通う子もいます。
　このような小児のライフサイクルのなかで摂食嚥下障害に対応していくためには、小児と家族の理解と協力が不可欠ですが、摂食機能訓練を家族だけに依頼して継続することは困難です。誰が、いつ、どのように訓練を実施するのかを常に考え、多くの関係機関を巻き込むことで、成果が期待できます。

● ライフサイクルと摂食嚥下機能、生活環境

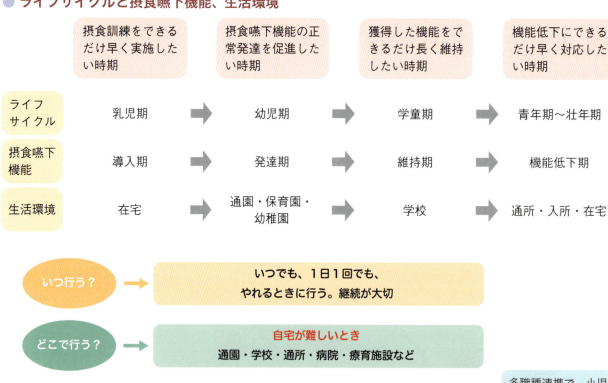

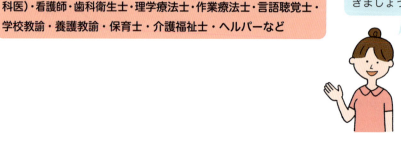

多職種連携で、小児と家族を支援していきましょう！

最後に、実際のアプローチ例を紹介します。
障害の内容・程度に応じた個別的アプローチが必要です。

Aさん　初診時3歳　診断名：ダウン症候群　主訴：早食い、丸飲み込み

口腔内評価：乳歯20本、過敏はなく、鼻呼吸も可能。原始反射の残存もなかったが、咬合状態が反対咬合、口腔形態が下顎前突

摂食場面での評価：口唇閉鎖がみられず、特に上口唇の動きがない。舌の動きは前後から上下移行期、食物の処理時、嚥下時に舌突出がみられた。

治療方針：食物形態（押しつぶし食）、基礎訓練（鼻呼吸の練習、バンゲード法による口唇訓練）、直接訓練（口唇閉鎖を促す嚥下訓練）、咀嚼訓練は押しつぶしができるようになってから開始することにした。

指導経過
- 半年後：食塊が大きいと詰め込みすぎるため、小分けにした。
母親は就労中で、Aさんの弟が1歳、自宅での訓練が難しいため保育園に協力を依頼した。
- 10か月後：口唇閉鎖がときどきみられ、舌突出が少なくなる。徐々に早食いが治り、押しつぶし、前歯咬断、咀嚼ができるようになった。麺のすすり摂り、嚥下時の顎介助を行う。バンゲード法による口唇訓練はAさんが嫌がるため、中止した。
- 1年4か月後：前乳歯が動揺しているため、咬断の練習は一時中止した。
- 1年7か月後：食物形態はやわらかめの常食が摂取可能となり、一口量の獲得、かじり摂り、口腔内コントロールができるようになった。保育園の保育士も同席して摂食の様子を確認した。

評価
　Aさんの事例は、忙しい母親の負担を軽減するために保育園に協力を依頼し、担当保育士が摂食訓練を実施することで効果を得ることができた。また、バンゲード法はAさんが嫌がったため、ほとんど実施できなかったが、無理強いせず早期に他の訓練に変更したことで指導が継続できた。

Bさん　初診時14歳　診断名：知的障害、運動障害（両麻痺）　主訴：噛まない

口腔内評価：以前過敏があったが、脱感作を行い現在はなし。鼻呼吸可能、原始反射残存、歯列不正なし

摂食場面での評価：口唇閉鎖あり、舌運動は側方、舌突出ときどき、顎運動移行、嚥下問題なし、口腔内での食物の処理方法は押しつぶしあり、前歯咬断あり。

治療方針：直接訓練（嚥下訓練、咀嚼訓練）。食物形態は押しつぶし可能なので一口大の押しつぶし可能な食品を1～2品摂取する。咀嚼訓練にはフライドポテト程度の硬さのスティック状のものを用いる。

指導経過
- 5か月後：ニンジン、芋などは舌と硬口蓋で押しつぶしがみられ、赤ちゃんせんべいは噛むことが可能。取り込みが上達していたので押しつぶし、前歯咬断、咀嚼の練習を継続するようにした。

- 1年5か月後：水分摂取時にときどき舌突出がみられるため、水分摂取時の下口唇介助と水分摂取時にフィーディングカップを使用。咀嚼を促進するため食物を歯列全体にあてて歯根膜感覚刺激を行った。
- 2年後：かぶは噛み切って奥歯へ運ぶことが可能になった。顎舌の協調運動、口唇閉鎖ができるようになった。継続してフィーディングカップ、カットコップでの水分摂取、前歯咬断のためのスティック状の食品と軟菜摂取へとステップアップを指導した。軟菜は食塊を小さくすると丸飲み込みになるので注意するようにした。

評価

Bさんの事例は、母親がBさんの窒息を心配してマッシュ食中心の食事にしていたため摂食機能が向上していなかった。摂食外来でBさんの摂食機能に合った食物形態と介助方法を母親が習得できたことで母親の不安が軽減し、食物形態のアップが可能となった。

Cさん　初診時35歳　診断名：脳性麻痺、知的障害、てんかん　主訴：体重減少

口腔内評価：過敏なし、鼻呼吸可能、原始反射なし、咬耗あり、上顎前突あり

摂食場面での評価：口唇閉鎖なし、舌運動前後、舌突出常にあり、顎運動単純、のどの緊張あり、咳き込みときどき、分割嚥下あり、逆嚥下あり、口腔内での食物の処理方法は押しつぶしあり、咀嚼なし

指導経過

- 当初、自宅では傾眠がちで食事量が少ないため、通所での安全な食事、水分摂取を指導。その後、呼吸状態の悪化から入院、経鼻胃チューブ挿入、経腸栄養開始。
- 入院中に摂食評価を行い、食事形態を咽頭通過が良好なゼリー食に変更して摂食機能療法を実施。その結果、経口摂取が可能となり、経鼻胃チューブを抜去して退院。

評価

Cさんの事例は、これまで一度も入院経験がなく、慢性的な経口摂取量や水分摂取量の不足による低体重や脱水、夜間の無呼吸による日中の傾眠傾向などが全身状態の悪化につながった。入院をきっかけに摂食評価を実施し、食物形態を見直したことで安全な経口摂取が可能となった。

文献
1) 金子芳洋編：食べる機能の障害．医歯薬出版，東京，1987．
2) 向井美惠編：食べる機能をうながす食事．医歯薬出版，東京，1994．
3) 金子芳洋，菊谷武監修：上手に食べるために．医歯薬出版，東京，2005．
4) 田村文誉：上手に食べるために2．医歯薬出版，東京，2009．
5) 田村文誉，水上美樹編著：上手に食べるために3．医歯薬出版，東京，2016．
6) 才藤栄一，向井美惠編：摂食・嚥下リハビリテーションマニュアル（JJNスペシャルNo52）．医学書院，東京，1996．
7) 田角勝，向井美惠編：小児の摂食嚥下リハビリテーション第2版．医歯薬出版，東京，2014．
8) 金子芳洋監修：障害児者の摂食・嚥下・呼吸リハビリテーション．医歯薬出版，東京，2005．
9) 日本摂食嚥下リハビリテーション学会編：小児の摂食嚥下障害Ver.2．医歯薬出版，東京，2015．
10) 小池澄子監修：離乳食の全百科．学研プラス，東京，2010．
11) 日本摂食嚥下リハビリテーション学会医療検討委員会：発達期摂食嚥下障害児（者）のための嚥下調整食分類案Ⅱ．日摂食嚥下リハ会誌 2017；21（1）：29-43．

Part 3 成人・高齢者の摂食嚥下障害

脳血管障害　高次脳機能障害　認知症　頭頸部がん

　食べる力は、年齢とともに衰えやすくなります。筋肉や神経のはたらきが低下していくからです。

　また、嚥下障害につながる病気も起こりやすくなります。その治療によって嚥下障害が起こる場合もあります。原因によって症状や経過、対応が異なるため、なぜ嚥下障害が起こっているのかを把握することが重要です。ここでは、摂食嚥下障害が起こりやすい「脳血管障害」「高次脳機能障害」「認知症」「頭頸部がん術後」を取り上げます。

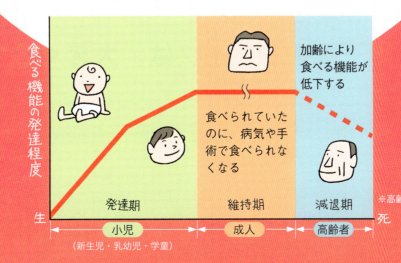

脳血管障害 摂食嚥下障害の全体像

Point 1　摂食嚥下障害をきたす原因疾患のなかで患者数が最も多い

摂食嚥下障害の原因疾患の約40%が脳血管障害（脳梗塞や脳出血）であるといわれています。

● **摂食嚥下障害の主な原因疾患**
- 脳血管障害（脳梗塞や脳出血）
- パーキンソン病
- 筋萎縮性側索硬化症（ALS）
- 高次脳機能障害→p.84
- 認知症→p.89
- 頭頸部がん→p.104

Point 2　急性期・回復期・慢性期にかけて症状が変化する

脳卒中に罹患した患者のうち、急性期には約30%で誤嚥が認められ、慢性期まで誤嚥が残存する人は全体の約5%といわれています（日本脳卒中協会）。合併症の存在や認知レベル、年齢など、さまざまな病態を念頭において対処することが必要です。

Point 3　嚥下障害のタイプは、大きく3つ

脳血管障害には、摂食嚥下障害をきたす球麻痺、偽性（仮性）球麻痺、意識障害を伴う大きな病巣という3つの病態があります。

球麻痺は、嚥下中枢のある延髄が直接損傷され、偽性球麻痺は上位運動性ニューロンが両側性に損傷されることによって生じます。球麻痺、偽性球麻痺ともに嚥下障害のほかに構音障害や片麻痺、失調、顔面神経麻痺、三叉神経麻痺などの神経症状を同時に呈することが多くあります。

急性期に意識障害を伴う大きな病巣は、部位にかかわらず摂食嚥下障害をきたします。最近は意識障害を伴わない一側性の大脳病変でも、急性期には嚥下障

脳血管障害 摂食嚥下障害の全体像

を呈することが知られていますが、比較的軽度で長期に及ぶことなく改善します。

運動野を含む大脳皮質、皮質と脳幹の嚥下中枢とを連絡する皮質延髄路、脳幹、特に嚥下中枢が存在する延髄に何らかの損傷をきたした場合には、摂食嚥下障害をきたします。損傷される部位により麻痺や失調、感覚障害、高次脳機能障害など、摂食嚥下障害の治療に影響する障害を伴うことが多いため、問題がより複雑になります。

● 脳血管疾患で生じる摂食嚥下障害の病態

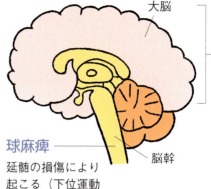

偽性球麻痺：延髄より上部の脳幹や大脳が両側性に損傷されることにより起こる（上位運動性ニューロン障害）

球麻痺：延髄の損傷により起こる（下位運動性ニューロン障害）

Point 4　高齢者に多く、急性期は全身状態が不安定

脳血管障害は高齢者に多いこともふまえ、全身の疾患や機能、認知面、介護力や生活環境などを考慮して、訓練が可能かどうか、どのような援助が必要かを判断し、対応することが重要です。

脳血管疾患の急性期は、感覚障害や運動麻痺、呼吸・循環障害、消化器障害など多岐にわたり障害を合併していることが多く、全身状態が不安定です。そのため、安静や禁飲食となり、廃用性の機能低下をきたしやすくなります。

Point 5　早期経口摂取をめざしたアプローチが重要

疾患や治療に関連した意識レベルの低下や高次脳機能障害、活動性の低下などは、先行期から食道期にかけてさまざまな影響を与えます。リスクを十分に管理しながら、積極的に意識レベルの改善を図り、評価や訓練が行える状況を整え、早期経口摂取をめざしたアプローチが重要になります。

脳血管障害❶ 球麻痺

Point 1 延髄の損傷により起こる

　球麻痺の「球」は、解剖学的に球形をしている延髄のことを指します。延髄には嚥下中枢があるため、損傷を受けると嚥下障害が起こります。代表的な疾患として、ワレンベルグ症候群があります。

● 橋・延髄の損傷による脳神経の主な障害

〈脳神経の主な役割〉

- Ⅰ（嗅神経）：においを感じる
- Ⅱ（視神経）：見る
- Ⅲ（動眼神経）：目を動かす、まぶたを開ける
- Ⅳ（滑車神経）：目を動かす
- Ⅴ（三叉神経）：咀嚼する（かみ砕く）、口腔内や顔面の感覚
- Ⅵ（外転神経）：目を外側に動かす
- Ⅶ（顔面神経）：味覚、舌ざわり、顔面の動き
- Ⅷ（聴神経）：聴く、平衡感覚
- Ⅸ（舌咽神経）：舌根と咽頭の運動と感覚
- Ⅹ（迷走神経）：咽頭・喉頭の運動と感覚
- Ⅺ（副神経）：胸鎖乳突筋、僧帽筋の運動
- Ⅻ（舌下神経）：舌を動かす

■：摂食嚥下に特にかかわる神経

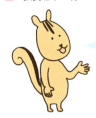

橋・延髄が損傷されると、全12対ある脳神経のうち、特にⅠ、Ⅴ、Ⅶ、Ⅸ、Ⅹ、Ⅻの神経機能に障害が起こります。

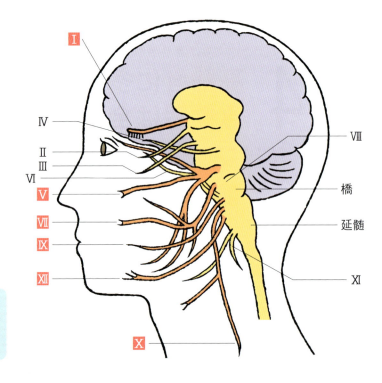

第Ⅴ脳神経の第3枝（三叉神経運動枝）が障害されると… ⇒
- 咀嚼機能の障害
- 顔面・口腔内の知覚障害

第Ⅶ脳神経〜第Ⅻ脳神経の脳神経核とそこに出入りする脳神経（下位運動性ニューロン）が一側性に障害される（核性・核下性障害）と… ⇒
- 嚥下障害（口唇・舌運動麻痺、咽喉頭収縮筋麻痺による）
- 呼吸障害（延髄網様体障害、内喉頭筋麻痺による）
- 構音障害（口唇、舌、軟口蓋麻痺による）
- 発声障害（声帯麻痺による）

脳血管障害❶　球麻痺

Point 2　嚥下パターンの異常、嚥下反射の減弱・消失が起こる

　さまざまなパターンがありますが、病巣側の舌の麻痺、軟口蓋や咽頭の麻痺、声帯麻痺などにより、食道入口部開大不全や声門閉鎖不全などを認めます（→p.82）。また、延髄に存在すると推測されている嚥下パターン形成器（central pattern generator：CPG）が障害されることで生じる嚥下パターンの異常や、嚥下反射の減弱・消失などの症状を認めます[3]。

　咽頭通過に左右差があり、嚥下運動も弱いため咽頭に唾液や食物が残留し、誤嚥を生じます。重症の球麻痺で嚥下反射がない場合はまったく嚥下ができないなど、難治性であることも多くあります。ただし、全身状態が安定し、知的機能に大きな問題がなければ、種々の摂食嚥下訓練を行うことができます。手術療法も有効です。

● 球麻痺における摂食嚥下過程の障害

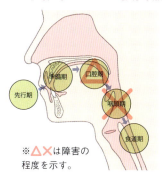

惹起不全・パターン異常・出力低下
①喉頭挙上不全
②咽頭収縮不全
③食道入口部開大不全

※△✕は障害の程度を示す。

● 声帯麻痺

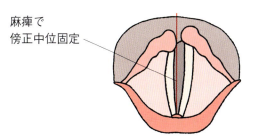

麻痺で傍正中位固定

Point 3　脳血管疾患では脳神経系のフィジカルアセスメントが必須

　舌咽・迷走神経障害による球麻痺の典型的な所見としてカーテン徴候（→p.34）があります。また、口蓋反射（左右の前口蓋弓を軽くこすると軟口蓋が挙上）を確認することで、軟口蓋の知覚・運動を評価できます。ほかに軟口蓋運動の低下を示す所見として、鼻に食物が逆流する（鼻咽腔逆流）、開鼻声（鼻に抜ける声）などがあります。咽頭残留がある場合は、発声時に湿性のガラガラ声になり、声帯麻痺により声門閉鎖が十分でないと嗄声（息漏れによる声がれ）になります。

● 口蓋反射

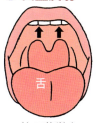

軟口蓋挙上

● カーテン徴候

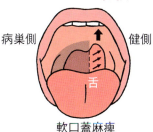

軟口蓋麻痺

鎌倉やよい編：嚥下障害ナーシング．医学書院，東京，2000：67．より改変して転載

球麻痺　アプローチのポイント

❶ 呼吸管理と肺炎予防

- 急性期においては嚥下反射の減弱や消失により唾液誤嚥を伴うことが多いため、姿勢の調整により痰の喀出ができるようにします。深呼吸、胸郭運動、ハフィングなどにより排痰機能を高めることも重要です（→p.133）。
- 嚥下関連筋群の筋力強化訓練として、頭部挙上訓練やプッシング・プリング法などを実施することは気道防御機構の強化にもつながります（→p.132）。

❷ 食道入口部開大不全への介入

- 咽喉頭運動の左右差や食道入口部開大不全、嚥下圧の低下により咽頭残留が増加するため、安全で効果的に嚥下できる嚥下代償法を検討します（→p.130、145）。
- 訓練方法や食形態、一口量の設定などをVF（嚥下造影検査）やVE（嚥下内視鏡検査）で確認し、調整します。
- 間欠的経管栄養法（IC）は、チューブ嚥下訓練として嚥下反射の惹起性を改善させ、舌による送り込み運動、咽頭期嚥下運動の協調性を改善させる効果も期待できます。

❸ 自己訓練の支援

- 片麻痺や高次脳機能障害の合併が少なく、認知機能や運動機能が保たれていることが多いため、自己訓練の習得が可能です。
- 個々の患者の理解度や能力に応じた訓練を選択し、継続できるよう支援することが大切です。

❹ 外科的な介入

- 食道入口部の開大不全が重度で、機能訓練を半年程度実施しても改善がみられない場合には、嚥下機能改善術（輪状咽頭筋切除術・切断術、→p.119）などの手術療法を考慮します。

摂食嚥下訓練および食形態の調整についての詳細は、Part4（→p.121～146）、Part5（→p.147～160）を参照してください。

脳血管障害❷ 偽性球麻痺

Point 1 延髄より上部の脳幹や大脳の損傷により起こる

偽性（仮性）球麻痺は、両側の運動性ニューロン（一次ニューロン）の核上性障害で起こり、病変部位により、①皮質・皮質下型、②内包型（線条体型）、③脳幹型（橋型）に分類されます。

● 偽性球麻痺の分類

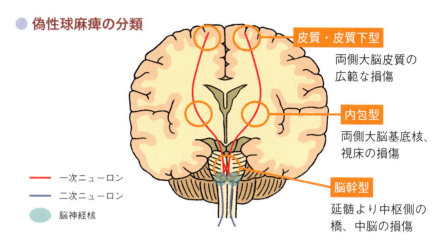

- 皮質・皮質下型：両側大脳皮質の広範な損傷
- 内包型：両側大脳基底核、視床の損傷
- 脳幹型：延髄より中枢側の橋、中脳の損傷

― 一次ニューロン
― 二次ニューロン
● 脳神経核

● 偽性球麻痺の特徴

	原因疾患		主な症状
皮質・皮質下型	・多発性脳塞栓症 ・クモ膜下出血 ・脳炎	・失語症 ・高次脳機能障害：見当識障害、失行、失認、認知機能低下	・高次脳機能障害の影響を受け、意識が集中できずに注意散漫となる ・失語症のために、先行期に支障をきたすことが多くなる（言語的な指示が理解できない、観念失行のために食器や食具などがうまく使えない、食べる順序がわからないなど）
内包型 最も多い	・脳出血 ・多発性脳梗塞	・血管性パーキンソン症候群：筋固縮、振戦など ・咀嚼筋力低下 ・舌の動きの速度低下 ・咽頭筋蠕動運動減弱 ・夜間の不顕性誤嚥	・パーキンソニズムの影響で咀嚼、舌の運動、嚥下反射の速度に低下がみられ、認知障害症状を伴うこともある ・自分のペースを乱されると、一口量が増えたり、嚥下から注意がそれるなど、むせが多くなることもある
脳幹型	・脳出血 ・脳梗塞	・眼球運動制限 ・運動失調 ・四肢麻痺 ・閉じ込め症候群	・小脳、脳幹部症状のために、めまいや嘔気・嘔吐を呈し、食事もできなくなることもある ・病変が大きい場合は、眼球運動障害や眼振、失調、四肢麻痺などを伴い、重度の偽性球麻痺となることもある ・発症初期には隣接する延髄の機能が低下するため、呼吸停止や嚥下反射の消失など球麻痺と同じような状態になることがあるが、急性期を乗り切ると呼吸とともに嚥下反射も回復する

脳血管障害❷ 偽性球麻痺

Point 2　上位運動性ニューロンが両側性に障害されると、球麻痺と似た症状をきたす

　皮質延髄路の上位運動性ニューロン（一次ニューロン）が両側性に障害されると、舌、軟口蓋、咽頭、喉頭などの運動麻痺を生じ、嚥下障害や構音障害など球麻痺と似たような症状をきたします。

Point 3　準備期・口腔期の障害が高度に起こる

　偽性球麻痺では、咬反射の亢進による開口・開顎困難、舌の協調運動障害による構音障害、嚥下関連筋群の筋力低下による嚥下障害などが起こります。咽頭期の嚥下運動は惹起が遅延しますが、実際の嚥下運動のパターンはほぼ正常です。

　随伴症状として、ほとんどが片麻痺や顔面神経麻痺を呈しますが、その他の症状は病変部位により異なります。

　口腔周囲筋や舌に麻痺をきたしていることが多く、口唇・頬の筋緊張低下などにより口唇での食物の取り込みが悪く、食物をこぼしたりします。舌の協調運動障害により咀嚼がうまくできず食塊形成が不十分となりやすく、食塊を咽頭に送り込めないといった、準備期・口腔期の障害が高度です。

　咀嚼中の食物を口腔内で保持することが難しく、嚥下前に食物が咽頭へ流れ込み、嚥下反射惹起も遅延しているために飲み込むタイミングが合わなくなります。また、嚥下に関連した組織の筋力低下や協調性の欠如によって嚥下運動は弱く、嚥下後に食物が咽頭に残留することが多くなります。

　このように、偽性球麻痺の誤嚥は、食塊の動きと嚥下運動との間の時間的な「ずれ」（口腔期と咽頭期の嚥下運動のタイミングのずれ）によって生じると考えられています[3,4]。

● 偽性球麻痺による嚥下過程の障害

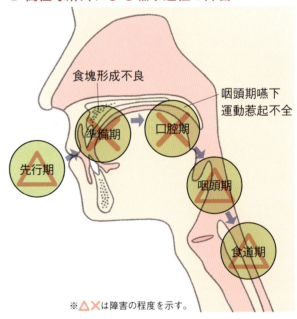

※△×は障害の程度を示す。

偽性球麻痺 アプローチのポイント

❶ 口腔機能の改善・強化

- 口唇や頬、舌の筋緊張の低下や、舌の協調運動障害による口唇閉鎖不全や食塊形成不全がみられる場合は、口唇や頬、舌の筋力強化運動が有効です（→p.126）。
- 歯牙や義歯を整えて咀嚼機能を高め、口腔内の状態を整えることも食塊形成の改善につながります。

❷ 咽頭期嚥下運動の誘発

- 食事前の嚥下体操によりリラクセーションを図り（→p.134）、冷圧刺激法（→p.131）や、口腔のアイスマッサージ（→p.114）を行うことで嚥下反射を誘発します。開口困難な患者に対しては、K-point刺激法（→p.131）も有効なことがあります。

❸ 咽頭残留の除去

- 嚥下関連筋群の筋力低下や協調性の低下により、嚥下後の咽頭残留をきたしやすいため、喉頭挙上を強化する運動や、嚥下代償法、食形態の調整を行います。
- 呼吸機能を高め、咳嗽訓練やハフィングなどにより咽頭残留を除去することも有効です。

❹ 高次脳機能障害への対応

- 障害部位が皮質・皮質下の場合には、高次脳機能障害を合併していることが多く、先行期の障害が、準備期・口腔期へ影響を与えていることも多くみられます。
- 特に注意障害や失語・失行・失認などに注意が必要です（対応の詳細は、p.86～88参照）。

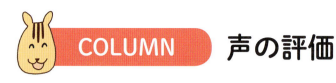

COLUMN　声の評価

嗄声は喉頭麻痺のサイン

　声門は、発声や息こらえなど「呼吸」にかかわるはたらきのほかに、「嚥下」時にも下気道の防御をしています。嚥下時は披裂を内転させて発声時よりも強く声門を閉鎖し、食物や水が気道に入らないようにしています。反回神経麻痺では声門閉鎖が不完全な状態での嚥下になるので、下気道の防御が不十分であり、それが原因で誤嚥をしやすくなります。

　喉頭の支配神経は、迷走神経の分枝である上喉頭神経と反回神経です。迷走神経は両側性の支配であり、迷走神経核より末梢で障害が生じた場合に咽頭、喉頭麻痺を生じます。

● **喉頭ファイバースコープで見た声門** 正常

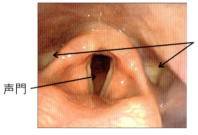

梨状陥凹
声門

● **発声時の咽頭** 正常

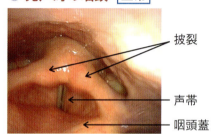

披裂
声帯
咽頭蓋

発声時には閉鎖し、声帯の間から呼気を出し声帯を振動させて声を出す。

● **声門閉鎖時（嚥下時）** 正常

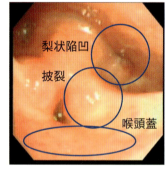

梨状陥凹
披裂
喉頭蓋

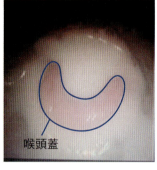

喉頭蓋

牛乳を嚥下せずにこらえた状態。しっかりと声門閉鎖されているため、気管内に流れていかない。

反回神経麻痺の種類

　反回神経麻痺のために声帯の閉鎖が悪いと、嗄声や発声時間の短縮が起こります。

| 一側性の麻痺の場合 | | 声のかすれのような問題だけで済むことが多い |

| 両側性の反回神経麻痺の場合 | | 声帯が閉じたままになる危険があり、気道確保のために気管切開が必要になる場合がある |

| 一側性の反回神経麻痺の場合 | ➡ 声帯が固定してしまう場合、その固定位置によっても問題が異なる |

● 左反回神経麻痺 「正中位」固定
左の反回神経が、正中位（正常な声帯が閉じたときの真ん中の位置）で固定された状態

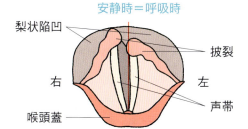
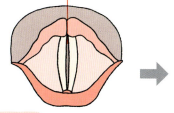

閉鎖時に声門がしっかり閉じるので、声のかすれや嚥下障害は比較的軽症。しかし、気道が狭くなることによる呼吸困難の可能性がある

● 左反回神経麻痺 「傍正中位」固定 最も多い！
左側の反回神経麻痺により、声帯が安静時と正中位の間で固定された状態

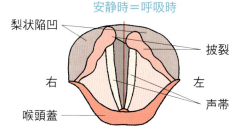
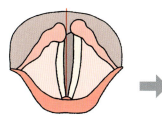

閉鎖時に声門閉鎖が不十分で、声のかすれや嚥下障害になりやすい

● 左反回神経麻痺 「中間位」固定
麻痺側が安静時の声帯の位置（中間位）で固定された状態

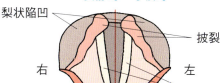
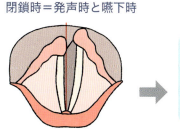

さらに声門の閉鎖が悪くなるため、声のかすれ、嚥下障害ともに上記の傍正中位固定よりも重度になりやすく、外科的治療が必要な場合もある

評価方法

確定的な診断は、間接喉頭鏡や喉頭ファイバースコープにより目で見て行います。ほかに嗄声の有無によりある程度推測できたり、最長発声持続時間（maximum phonation time：MPT）の計測でも、発声能力をある程度知ることができます。

最長発声持続時間（MPT）
1. 発声時の母音は／a／とする
2. 測定は3回続けて行い、最大値を採用する
   ※持続時間が40秒以上の場合は休止時間をおき、数回深呼吸を行う
3. 声の高さは自然な発声とする
4. 声の強さも自然な発声とする
5. 体位は立位でも座位でもよい
6. 最長発声持続時間を記録することが望ましい
   ※成人の平均は約20〜30秒程度。10秒以下の場合は誤嚥をしやすい傾向にあり、5秒以下は特に注意が必要

［以下の文献より改変して転載］
日本音声言語医学会編：新編 声の検査法．医歯薬出版，東京，2009：136-137．
澤島政行：発声接続時間の測定．音声言語医学 1966；7（1）：23-28．

高次脳機能障害 摂食嚥下障害の全体像

Point 1　高次脳機能とは、人間が人間らしい生活を送るための高次的な知的活動

　高次脳機能障害とは、学術的には脳血管障害や変性疾患、頭部外傷などにより、失語、失行、失認、記憶障害、注意障害をきたした状態と定義されています。

　厚生労働省の「高次脳機能障害支援モデル事業」を行うにあたり設けられた行政的な定義では、記憶障害、注意障害、遂行機能障害、社会的行動障害を高次脳機能障害としています。

Point 2　大脳のはたらきには左右差がある

　大脳は左右の大脳半球に分かれており、言語的・論理的思考を司る側を優位半球、反対側を劣位半球といいます。左半球が優位半球であることが多く、右利きの人のほとんど、左利きの人の2/3は優位半球が左にあるといわれます。左右の半球は脳梁で連絡し、情報をやり取りすることで連携して機能しています。

● 大脳半球の機能偏在

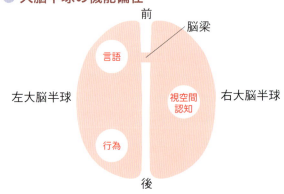

Point 3　脳の障害部位により症状が異なる

　大脳半球の外側表面は、中心溝や頭頂後頭溝などの溝により4つの葉（前頭葉、側頭葉、頭頂葉、後頭葉）に分けられ、各領域で役割が異なります。脳血管障害や脳外傷などで脳に損傷が生じた場合、現れる症状は損傷が生じた部位により異なります。

　前頭葉、側頭葉、頭頂葉、後頭葉の局在別機能障害と、左右の脳機能障害の特徴を複合して理解することで、臨床症状と病態とを関連づけたアセスメントにつながります。

高次脳機能障害 摂食嚥下障害の全体像

● 大脳半球の損傷部位と高次脳機能障害

前

前頭葉
遂行機能障害
情動機能障害
注意障害
記憶障害
意欲発動性の障害

運動性失語
（ブローカ失語）

頭頂葉
（優位半球）
観念失行
観念運動失行
構成失行
失読・失書

頭頂葉
（劣位半球）
構成失行
着衣失行
半側空間無視
立体視障害
身体失認
病態失認

左大脳半球　　　　　　　　　　　　右大脳半球

側頭葉
感覚性失語
（ウェルニッケ失語）

後頭葉
視覚失認
相貌失認
色彩失認

後

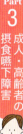

Point 4 障害により、摂食嚥下過程にさまざまな問題が生じる

　高次脳機能障害の症状のうち、失行、注意障害、半側空間無視、前頭葉症状などは先行期だけでなく、準備期、口腔期、咽頭期などのプロセスにも何らかの支障をきたします。
　どのような症状が摂食嚥下のプロセスのどの部分と関係するのか、どのような影響を与えるのかを総合的にアセスメントすることが大切です。

● 高次脳機能障害による摂食嚥下過程の障害

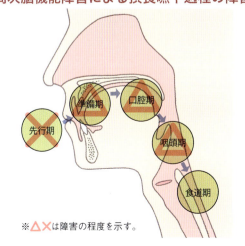

※ △✕ は障害の程度を示す。

高次脳機能障害　アプローチのポイント

❶ 失行

- 上肢に麻痺や感覚障害がないにもかかわらず、目的に沿った行為が遂行できない状態をいいます。
- 左前頭頭頂葉が損傷された場合に生じ、多くは失語症や注意障害を合併しています。

● **食事場面における特徴的な行動の例**

意図的に開口できない、挺舌できない（舌を口外へ突出させることができない。口腔顔面失行）

口腔内にある飲食物を飲み込めない（嚥下失行）

口を開けようとすると目を閉じてしまう（運動維持困難）

スプーンや箸の使い方がわからない、ポットや急須が使えない（観念失行）

口頭での命令に従えない、スプーン操作などの模倣ができない（観念運動失行）

→ 食具を本人に把持してもらい、手を添えて口へ運ぶ動作を誘導する

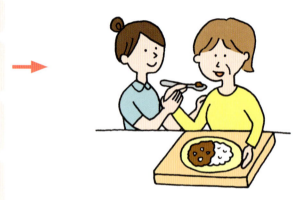

❷ 注意障害

- 行動の最終目的が先行してしまい、そのプロセスでの必要な情報処理が抜けてしまう状態をいいます。注意は、覚醒、持続、選択、分配、転導性などに分類されますが、実際の生活行動の場面ではこれらが複合してみられます。
- 特に右大脳半球の損傷では、半側空間無視、身体失認、記憶障害、注意障害、前頭葉症状、運動維持困難（1つの動作を継続できない、同時に2つの動作を行うことができないなど）などが混在していることが多くあります。

● **食事場面における注意障害の重複**

【転導性】
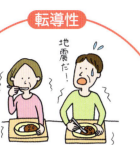
・テレビに集中後、食事へ注意を変更できない
・食事中は重要な刺激に反応できない

【覚醒】
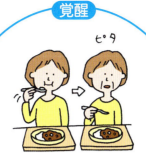
ボンヤリして一口食べては動きが止まる

【持続】

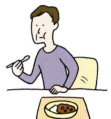
食事が終わるまで注意を持続できない

【分配】
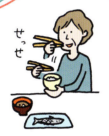
食事摂取の時間やスピードの配分ができない

【選択】
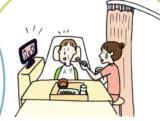
テレビや周囲の動きに注意が向き、食事に集中できない

● **食事場面における特徴的な行動の例**

周囲の環境により集中力を欠き、摂食が中断される

音や目に入る情報で、摂食のペースが左右されやすくなる

→ 人的・物理的環境を調整する

- テレビを消す
- カーテンを閉める

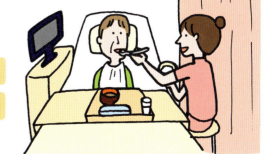

❸ 半側空間無視

- 損傷された脳の反対側の刺激に反応し、注意を向けることが困難となる失認の症状の1つです。
- 半側空間に提示された視覚、聴覚、触覚などの感覚刺激の無視、麻痺側の存在の無視などがみられます。

● **食事場面における特徴的な行動の例**

食物が顔面の麻痺側についていたり、口腔内に残っていても気づかない

非無視側にある他者の食事を食べようとする

無視側にある食物を残す

まずは食物を認知できるような配置として、意図的に視空間領域を広げるようにする

徐々に無視側に食事を配置し、視覚や聴覚で誘導する

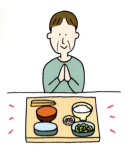
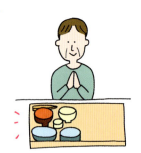
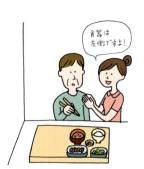

❹ 前頭葉症状

- 前頭葉の損傷によって生じる症候群で局在が不明瞭で、脳の他の部位との関連が深く、認知、行動、情緒など多様な症状をきたします。
- 抑制の欠如として脱抑制やペーシング障害がみられます。

● **食事場面における特徴的な行動の例**

食事の途中で動き出す

口腔内に食物が残っていてもどんどん詰め込む

口腔周囲の筋緊張が強く開口できない

摂食のペース配分が速すぎると、誤嚥や窒息のリスクが高くなる。食事前に頸部や顔面周囲の脱感作を行い、口唇の緊張をゆるめたうえで摂食介助を行う

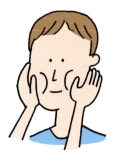

認知症 摂食嚥下障害の全体像

Point 1　認知症は、後天的な脳の器質的障害

認知症とは、後天的な脳の器質的障害により、いったん正常に発達した「記憶力」「判断力」「知識（学習）」「計画」といった脳の知的機能（認知機能）の低下が持続し、日常生活や社会生活に支障をきたす状態をいいます[1]。

Point 2　神経細胞の異常が原因→変性性認知症　脳血管障害が原因→脳血管性認知症

認知症の原因はさまざまですが、脳実質の変性によって生じる変性性認知症と、脳梗塞など脳血管障害による脳血管性認知症、その他の原因に大別されます。

その他の原因疾患としては、神経変性疾患や脳血管障害に起因するもの以外に、外傷や感染によるもの、腫瘍、内分泌・代謝疾患によるものなどがあります。多くは進行性ですが、慢性硬膜下血腫、HIV脳症（AIDS脳症）、甲状腺機能低下症、正常圧水頭症などは治療可能な認知症です。

● 認知症の分類

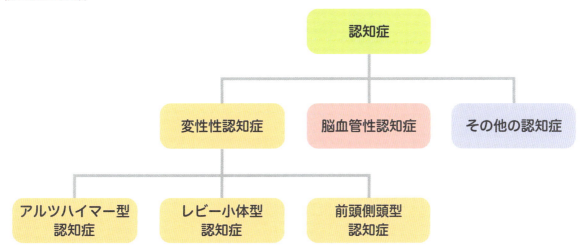

認知症 摂食嚥下障害の全体像

● 認知症の主な原因疾患

原因	代表的な疾患
神経変性	・アルツハイマー型認知症　・レビー小体型認知症 ・前頭側頭型認知症　・進行性核上性麻痺 ・ハンチントン病
脳血管障害	・脳血管性認知症
頭部外傷	・慢性硬膜下血腫　・頭部外傷後遺症
感染	・クロイツフェルト・ヤコブ病　・亜急性硬化性全脳炎 ・脳炎・髄膜炎　・HIV脳症（AIDS脳症）
腫瘍	・脳腫瘍
内分泌・代謝疾患	・甲状腺機能低下症　・ウェルニッケ脳症 ・アルコール脳症
その他	・正常圧水頭症

宇高不可思監修：認知症．病気がみえるvol.7 脳・神経，医療情報科学研究所編，MEDIC MEDIA，東京，2012：339．より改変して転載

Point 3 原因疾患で最も多いのがアルツハイマー型認知症

　認知症のうち約9割が、①アルツハイマー型認知症、②レビー小体型認知症、③前頭側頭型認知症、④脳血管性認知症のいずれかに分類されます。

● 認知症の原因疾患の内訳（％）

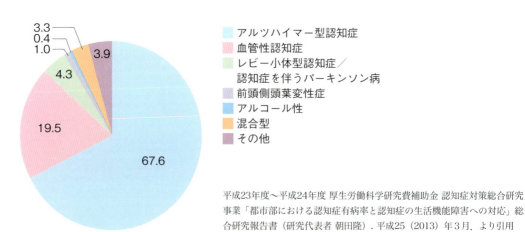

- アルツハイマー型認知症 67.6
- 血管性認知症 19.5
- レビー小体型認知症／認知症を伴うパーキンソン病 4.3
- 前頭側頭葉変性症 1.0
- アルコール性 0.4
- 混合型 3.3
- その他 3.9

平成23年度～平成24年度 厚生労働科学研究費補助金 認知症対策総合研究事業「都市部における認知症有病率と認知症の生活機能障害への対応」総合研究報告書（研究代表者 朝田隆）．平成25（2013）年3月．より引用

認知症 摂食嚥下障害の全体像

Point 4 認知機能障害と行動・心理症状（BPSD）が起こる

　認知症の症状は、認知機能障害と行動・心理症状（behavioral and psychological symptoms of dementia：BPSD）に分けられます。

　変性性認知症は、脳の萎縮が起こり始める部位により、症状が異なります。

　見当識障害や注意の維持・分割・転導の障害、遂行機能障害、理解力の低下など、複数の高次脳機能障害により「環境とのかかわりの障害」が生じている時期には、時間の感覚や食具の使い方、食べ方がわからなくなるなどの食行動の変化を認めます。さらに認知症が進行すると、歩行機能や咀嚼機能、嚥下機能の障害などの「身体機能障害」が顕在化するようになります。

　脳血管性認知症にはさまざまな症状がありますが、遂行機能障害や記憶障害が共通して認められます。それ以外の障害は損傷した脳の領域によって異なります。

● 認知機能障害と行動・心理症状（BPSD）

認知機能障害
- 複雑性注意
- 遂行機能
- 学習と記憶
- 言語
- 知覚・運動
- 社会的認知

行動・心理症状（BPSD）
- 抑うつ
- 興奮
- 徘徊
- 無為
- 焦燥
- 睡眠障害
- 妄想

ほか

鷲見幸彦：認知症の定義，概要，疫学．日本看護協会編，認知症ケアガイドブック，照林社，東京，2016：6．より引用

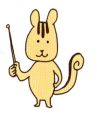

以前は、認知機能障害を「中核症状」、BPSDを「周辺症状」と表現することもありましたが、BPSDが中核的な症状を示す認知症もあり、近年は使われなくなってきています。

認知症 摂食嚥下障害の全体像

Point 5 初期は食行動に、進行すると嚥下に障害が出る

　認知症の食に関する課題は、食物を口に入れるまでの「食行動の障害」と、食物が口に入ってからの「嚥下障害」に分けて考えることができます。認知症が軽度の場合は食行動の障害が多くを占め、認知症が重度となり身体機能障害が目立つようになると、嚥下障害も増えていきます[2]。

● 認知症の進行と食行動の障害のイメージ

初期
- 認知機能障害が中心
- 認知症の原因疾患ごとの特徴が顕著

　記憶力の低下により、食べたことを忘れて何度も食事をしようとする、理解・判断力の低下により火を使っていることを忘れて別のことをしてしまう、電子レンジや炊飯器の使い方がわからなくなるなどがみられる
　遂行機能の障害により計画を立てて行動することが困難になり、献立を考えて買い物をする、料理を並行して進めることができないなど、炊事行動の異常がみられるようになる

中期
- 認知機能障害と BPSD が同程度出現
- 機能障害が出現

　食欲が亢進して過食や盗食がみられたり、食事のマナーが悪くなり周囲を汚したり、手づかみで食べるなどもみられることがある
　進行すると、食物の認知が障害されて食物でないものを口にする異食を認めたり、失行が重度になることにより開口できない、咀嚼が継続しない、口腔内にため込み嚥下に時間がかかるなどが生じる

末期
- 原因疾患ごとの特徴は消失
- 機能障害の影響が大、誤嚥の頻度が増加

　脳の萎縮が重度となり嚥下機能自体が障害されるため、嚥下反射や咳嗽反射の遅延や消失がみられるようになり、誤嚥や窒息のリスクが増大する。意識レベルの低下や傾眠傾向となり、経口摂取量が減少する

終末期
- 経口摂取は低下・困難
- 基本的生体機能の障害

　終末期になると経口摂取が困難となり、体温調節機構や心血管系反射の障害を含む基本的生体機能の障害が生じる。最終的には無動・無言となり寝たきり状態となる

認知症 摂食嚥下障害の全体像

Point 6 原因疾患ごとに食に関する障害が異なる

認知症の原因となる疾患の違いにより、それぞれ特徴的な食行動の障害がみられるため、原因疾患の特徴を理解したうえで食行動の障害へアプローチすることが大切です。

● 認知症の原因疾患と食事に関連した問題

	脳の萎縮が始まる部位 （脳の障害部位）	代表的な症状	食事に関連した問題の例
アルツハイマー型認知症	海馬	記憶障害	・食べたことを忘れる ・食べ方がわからない
	側頭葉	失認 失行	・食物の認識ができない ・食具の使い方がわからない ・口が開けられない
	前頭葉	注意障害	・食事に集中できない
レビー小体型認知症	後頭葉	視空間認知障害 幻視	・食具と口の位置関係が把握できない ・食物に虫が入っているように見える
前頭側頭型認知症	前頭葉	脱抑制 常同行動	・口に詰め込む、他者の食物でも食べてしまう ・いつも同じ場所で同じ食物を同じ時間に食べる
	頭頂葉・側頭葉	失語	・言葉でのコミュニケーションがとりにくい
脳血管性認知症	脳内を走行する血管	脳血管障害の部位により、認知症が軽度であっても嚥下障害を呈する場合もあり、個人差が大きい	

枝広あや子：認知症高齢者の食べる機能の課題と対応　変性性認知症高齢者への食支援．日本認知症ケア学会誌 2014, 12（4）：071-601．より改変して転載

Point 7 食事支援で経口摂取継続をめざす

認知症の場合は、嚥下障害としては慢性期や維持期であることが多く、機能改善を目的とした「訓練」は奏功しません。認知機能の低下が重度になると、意思の疎通が難しく、訓練自体の遂行が困難となります。そのため、現在の機能を最大限に活用しながら、安全に経口摂取を継続することをめざして「食事支援」を行います[2]。

認知症の原因疾患の特徴をふまえ、認知症の人の性格やこれまでの生活や環境を共有し、行動の理由を理解することで、食行動の障害への対応が可能となるものも多くあります。

認知症❶ アルツハイマー型認知症

アルツハイマー型認知症の特徴
- 認知症の原因疾患で最も多い
- 最も主要な症状は記憶障害
- 手段的日常生活活動の障害が比較的初期から始まり、進行とともに基本的日常活動が障害され、末期には歩行や嚥下も困難となる
- 嚥下機能は、初期は先行期障害、徐々に準備期以降も障害され、すべてが障害される

● 脳の主な障害部位

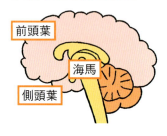

● 食事に関連した問題

脳の萎縮が始まる部位 (脳の障害部位)	代表的な症状	食事に関連した問題の例
海馬	記憶障害	・食べたことを忘れる ・食べ方がわからない
側頭葉	失認 失行	・食物の認識ができない ・食具の使い方がわからない ・口が開けられない
前頭葉	注意障害	・食事に集中できない

Point 1 環境とのかかわりの障害が生じる

　アルツハイマー型認知症では、認知機能障害である記憶障害、失行・失認・失語、遂行機能障害がみられます。時間の経過や食事環境、食事内容を把握し、適切に注意を向けて行動する機能が障害される「環境とのかかわりの障害」が生じます。また、食具の使い方がわからない、食べ方がわからない、食べているものがどんな質感で、どのような動きをすればよいのかがわからず、食物が口に入ってから、嚥下には不十分な状態のまま咽頭に流入する可能性が高くなります。
　嚥下反射や咳嗽反射などの機能自体に問題はなくても、呼吸や会話との協調運動が低下することにより、誤嚥が起こりやすくなります[3]。

認知症❶ アルツハイマー型認知症

Point 2 重症度により、さまざまな嚥下障害が起こる

　さらに進行すると、口腔顔面失行の進行や、食物の咀嚼、食塊形成、咽頭への移送の協調運動が不十分になり、また徐々に咽頭の反射も低下し、「身体機能の障害」が顕在化します。口腔咽頭の機能低下に加えて嚥下反射や咳嗽反射の低下も顕著となると、不顕性誤嚥、肺炎のリスクが高まります。

　末期には、大脳皮質の神経細胞が広範囲にわたり死滅し、皮質延髄路や脳神経核の障害によって嚥下反射の遅延や消失が主体になります[3]。

● アルツハイマー型認知症の進行と日常生活機能の低下例

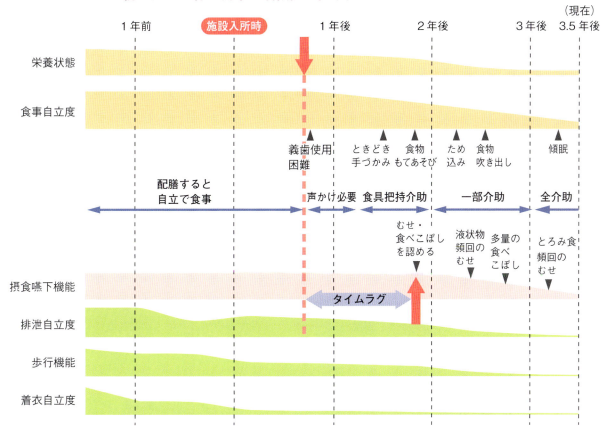

平野浩彦：認知症患者に対する摂食・嚥下障害と口腔ケアの視点．老年精神医学雑誌 2009；20（12）：1370-1376．より改変して転載

アルツハイマー型認知症　アプローチのポイント

❶ 食事環境の調整

- 食事に集中できるように、食卓から食事以外の目につく物品は片づけて、食事が見えやすくなるような色や形の食器を用意します。
- 食事トレイや皿、エプロンなどは、できる限り柄や模様のないシンプルなものを使用しましょう。

| 柄や文字の入ったトレイや食器に気を取られて混乱している | | トレイや食器はシンプルなものにする | 器もごはんも白いため、ごはんを認識できずに食べ残す | | 濃い色の器に変更する |

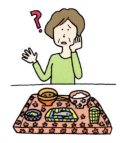 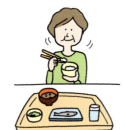 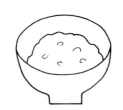 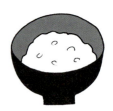

❷ 食事の提供方法

- 失行や失認がある場合、複数の皿で食事が出されると、情報を処理できずに食事が進まなくなることがあります。ワントレイとして「目の前の1品の食事を食べる」という状況にすると混乱しにくくなります。
- ワントレイとすると、かえって詰め込んで食べてしまうような場合は、コース料理のように小さめの器に1品ずつ皿を取り換えて提供する方法も有効です。

| トレイにいろいろなものが並んでいると、混乱しやすい | | 1品ずつ提供したほうが混乱しにくい |

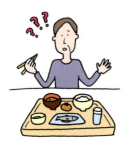 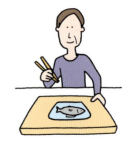

❸ 食べ始めの支援

食事をするという状況が認知できず、食事を始めることができない → 箸やスプーンなどの食具や器を手に持たせたり、手を添える

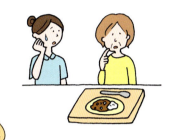
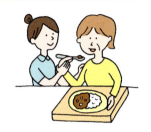

食べようとする状況を介助すると、食事を認知できることもあります。

❹ 食具の選択

観念失行により、食具の使い方がわからない → 手を添えて口元へ運ぶ動作を介助する

介助では食物を認知できない、開口しない → 手づかみで食べることができるおにぎりやパンなどに変えてみる

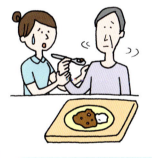
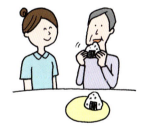

できるだけ使い慣れた食器や食具を用いるようにします。

❺ 咀嚼の支援

咀嚼や押しつぶす動きがみられない → 頬や顎の下をマッサージしたり、唇や口腔内をスプーンや指で刺激すると動きが再開する場合がある

処理可能な量を超えて食物が口腔内にたまっている → いったん口腔内の食物を掻き出して、呼吸を整えることも必要

認知症❷ レビー小体型認知症

レビー小体型認知症の特徴
- 幻視や認知機能の変動、パーキンソン症状、睡眠時の異常行動（レム睡眠行動障害）、自律神経症状（起立性低血圧、失禁、便秘など）などが起こる
- 嚥下機能は、アルツハイマー型認知症と比べると、パーキンソニズムによる影響で先行期・準備期の障害が早期からみられることが多い。進行するとそれ以降も障害される

● 脳の障害部位

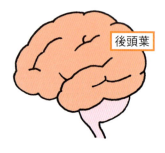

● 食事に関連した問題

脳の萎縮が始まる部位 （脳の障害部位）	代表的な症状	食事に関連した問題の例
後頭葉	視空間認知障害 幻視	・食具と口の位置関係が把握できない ・食物に虫が入っているように見える

Point 1 パーキンソン症状による影響が大きい

　パーキンソン症状を引き起こす錐体外路症状は、レビー小体型認知症の進行と相まって進行し、全身的な動作緩慢と筋活動低下により、摂食姿勢の保持が困難になります。また、舌運動の低下や口腔期から咽頭期の協調運動の障害により、食塊形成や食塊移送にも支障をきたします。

　呼吸と嚥下の協調運動が低下することで、嚥下反射のタイミングにずれが生じてむせやすくなります。さらにドーパミン不足からサブスタンスPの分泌低下が起こり、嚥下反射や咳嗽反射が低下することで不顕性誤嚥のリスクが高まります。また、上肢や手関節の拘縮により、食具の操作が不十分となることで食物の口への取り込みも困難となります。

認知症❷ **レビー小体型認知症**

Point 2 特徴的な症状は幻視や誤認

　レビー小体型認知症に特徴的な幻視や誤認に関与する視空間認知障害は、特に立体対象物の認知や空間運動で目立ちます。食器の模様や凹凸に戸惑い、道具が変形しているように見えて混乱してしまう、食器や食具などの物体との距離がうまく取れず、食物を口に入れられないなどの様子がみられることもあります。

Point 3 認知機能や意識レベルに変動がある

　脳幹網様体の障害による認知機能の変動は、理解力や判断力のよい「ON」の状態と、認知機能の低下した「OFF」の状態が入れ替わる現象が起こります。生活の中でのON-OFFの様子を観察して、反応のよい時間帯に食事が提供できるようにすることが重要です。

レビー小体型認知症　アプローチのポイント

❶ 内服薬の調整

- 薬剤に対する感受性が強く、認知機能や意識レベルの変動、幻覚、パーキンソン症状に対しては、ドーパミン補充療法が有効です。
- 薬剤の効果発現時間や消失時間の様子の比較、日内変動の観察を行い、内服薬を調整します。

❷ ONの時間を活用する

- 「OFF」の時間帯には嚥下中枢や呼吸中枢も機能低下をきたしている状態と考え、無理に食事をさせずに、認知機能のよい「ON」の時間帯に食事を行うようにします。
- 疾患の進行に伴い、「OFF」の時間が相対的に増加するため、食事摂取量が減少する場合は、栄養補助食品などの活用も検討します。

❸ 視空間認知障害への対応

食器と食具の距離がうまく測れずに、食物をうまくすくえない、口へ運べない
食物以外の物が気になって食事が進まない

→ できる動作に合わせて皿を移動させ、自立を支援する

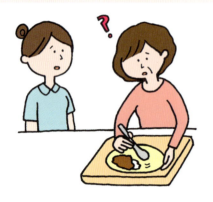
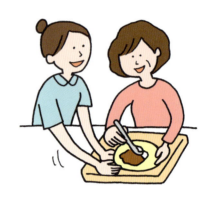

ここもポイント！

食事内容の工夫

　食事の温度や味付けは、嚥下機能や食行動に大きく影響します。
口腔や咽頭・喉頭の知覚（温度感覚や触覚）は加齢により低下しますが、食物の温度が体温に近いと、感覚入力として弱くなるため認知されにくくなり、口腔内へのため込みや嚥下反射惹起遅延の要因になります。「温かい」「冷たい」がはっきりした食事を提供することで食物認知を促しますが、食事時間が長くなると食事の温度が室温に近くなるので注意が必要です。
　味覚も加齢による変化で薄味を感じにくくなるため、濃いめの味付けや甘みを強めにすると食物認知に有効です。

認知症❸ 前頭側頭型認知症

前頭側頭型認知症の特徴
- 若年発症が多い
- 初期には、自発性や意欲の低下、社会性の喪失、脱抑制、常同行動などの人格変化・行動異常がみられる
- 進行すると常同行動や落ち着きのなさが目立ち、反復言語やオウム返しがみられるようになりコミュニケーションが困難となる
- 後期には精神機能の荒廃が重度となり、無動・無言となる
- 嚥下機能は、最終的には咽頭期や食道期にも障害が生じる

脳の主な障害部位

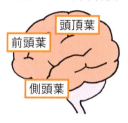

食事に関連した問題

脳の萎縮が始まる部位 (脳の障害部位)	代表的な症状	食事に関連した問題の例
前頭葉	脱抑制 常同行動	・口に詰め込む、他者の食物でも食べてしまう ・いつも同じ場所で同じ食物を同じ時間に食べる
頭頂葉 側頭葉	失語	・言葉でのコミュニケーションがとりにくい

Point 1 進行につれて、食行動が変化する

　初期には食欲亢進や嗜好の変化が出現し、徐々に食習慣の変化や常同的食行動（同じ時間に同じ場所で同じ食物を食べるなど）が出現します。

　進行すると、脱抑制や口唇傾向（何でも口に入れてしまうこと）が出現して過食や食物を次々に詰め込む、異食、盗食などを認めるようになります。自発性の低下が目立つようになると、「保続」のために食物を咀嚼し続けて嚥下しないまま口腔内にため込むようになり、口腔内感染症（う蝕や歯周病など）や誤嚥のリスクを認めるようになります。

　さらに進行すると、「無動」の影響で、介助しても口が開かない、食物を口に取り込んでも口唇を閉じない、噛まない、ため込むなどの症状となります。食物が口腔内や咽頭に残ったまま覚醒レベルが低下すると、嚥下反射が遅延し、誤嚥のリスクがさらに高まります。

前頭側頭型認知症　アプローチのポイント

❶ 摂食速度の調整

口に食物をどんどん詰め込む

→ 小皿に分けて少量ずつ食事を提供する

一時的に食形態を下げて、介助での摂食とする

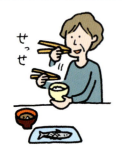

摂食のスピードが速すぎると、窒息につながります！
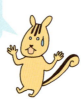
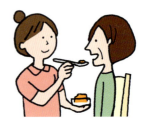

❷ 無為・無動への対応

食物を咀嚼し続けて嚥下しないまま口腔内にため込む
覚醒レベルが低下し、自力での摂食が難しい

→ とろみ食やペースト食などの形態に調整する

食事摂取量の低下も考えられるため、栄養摂取方法の検討も必要

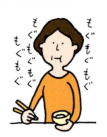

無動の状態が増えると、咀嚼がうまく行えず、誤嚥のリスクが高くなります。
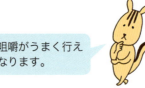

❸ 環境の調整

食事以外の時間に、手の届くところにあるさまざまな物（植物の葉や花、石けん、玩具など）を口に入れて食べようとする

→ 異食の可能性のあるものは周辺に置かない

食卓には食事に関係のないものは置かない

認知症❹ 脳血管性認知症

脳血管性認知症の特徴
- 脳血管障害（脳梗塞、脳出血、クモ膜下出血など）によって起こる
- 脳血管障害の再発を繰り返すたびに、段階的に悪化する場合が多い
- 症状は障害部位により異なる

脳の障害部位と食事に関連した問題

脳の障害部位	代表的な症状	食事に関連した問題の例
脳内を走行する血管	・運動麻痺・感覚麻痺による捕食の障害 ・口唇や舌の運動低下 など ＊その他の症状は損傷した脳の領域による	・うまく口へ取り込めず食べこぼす ・食塊形成が困難でむせやすい

脳血管性認知症　アプローチのポイント

- 脳血管障害が原因であるため、多くは何らかの麻痺を伴います。
- そのため手指や口唇・舌などの繊細な動きを必要とする食物の口への取り込みや、食塊の口腔内での保持、食塊形成などが困難となります（詳細はp.78、81を参照）。
- 純粋な脳血管性認知症の場合は、認知機能は比較的保たれていることが多く、脳の損傷部位により高次脳機能障害を呈する場合は、症状に応じた対応が必要です（詳細はp.86〜88を参照）。

頭頸部がん 摂食嚥下障害の全体像

Point 1 頭頸部がんとは、顔面頭蓋から頸部にかけての悪性腫瘍

頭頸部とは、脳や脊髄、眼窩内を除く、顔面頭蓋から頸部にかけての範囲を指します。この範囲に含まれる、鼻腔、口腔、咽頭、喉頭、上顎、下顎などの部分にできる悪性腫瘍を頭頸部がんといいます。

● 頭頸部がんの主な発生部位

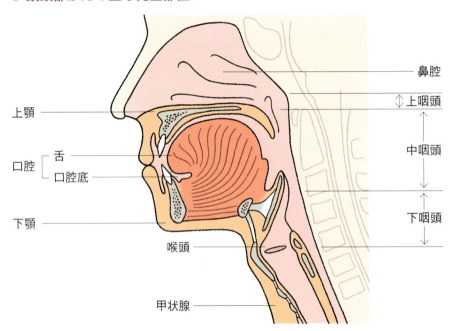

Point 2 摂食嚥下障害は腫瘍の増大、手術や放射線などの治療によっても起こる

頭頸部がんにおける嚥下障害は腫瘍の増大によるものもありますが、手術療法や放射線療法などの治療によっても起こります。頭頸部がん術後の嚥下障害は欠損による障害で、脳血管疾患とは違い、器質的な障害といえます。

頭頸部がん 摂食嚥下障害の全体像

Point 3 欠損部の機能回復は難しく、残存機能で代償する

　欠損部位は再建可能ですが、基本的には欠損部の機能が回復することはなく、残っている機能で代償することになります。

　嚥下障害になるような手術は、皮弁での再建をされている場合が多く、術後1週間程度は遊離皮弁の生着を優先させます。その間は皮弁へのストレスを避けるために積極的な訓練は行えません。術後の創感染の防止やストレッチを兼ねて口腔ケアを中心に行い、皮弁の生着を待ちます。基礎訓練（間接訓練）などの嚥下訓練は、主治医の許可を得て開始する必要があります。

Point 4 精神的サポートが重要。術式を把握して術前からかかわる

　頭頸部がん術後の嚥下障害は、術式からある程度障害を推測できますので、術式を把握して術前からかかわることも効果的です。

　皮弁による再建がされ、嚥下障害をきたすほどの手術を要する場合の多くは進行がんである場合が多く、がんが再発する可能性も高くなります。再発や予後などの不安を感じながら障害と向き合うため、精神的サポートをしながら、できるだけ早く退院できるようにします。

もっと知りたい！

放射線療法が嚥下機能に及ぼす影響

　放射線療法による副作用は、大きく急性障害と晩発性障害があります。治療中に発生する障害は急性障害で主に唾液分泌低下、味覚低下、粘膜炎があります。また、治療後半年以上が経過してから発症するのが晩発性障害です。

　急性期の粘膜炎により嚥下反射が鈍くなることで誤嚥のリスクが増し、咳嗽反射が低下することで誤嚥物を喀出する能力が低下して誤嚥性肺炎になるリスクが増します。

	急性障害		晩発性障害	
唾液分泌低下	食塊形成不良・口腔乾燥による嚥下反射惹起遅延		組織の線維化	嚥下関連筋群の萎縮
味覚低下	食思不良		開口障害	食形態の制限
放射線性粘膜炎	咽頭粘膜感覚鈍磨による嚥下反射惹起遅延・咳嗽反射鈍麻		味覚異常	食思不良

頭頸部がん❶ 舌がん術後

Point 1 切除範囲が広範囲に及ぶと嚥下障害が起こる

　舌がんの手術は一般的に部分切除・半側切除・亜全摘・全摘出があり、腫瘍の深達度により切除範囲が広がります。

　舌の役割は、味を感じる、咀嚼時の食塊の移動・形成、嚥下時の食塊の移送、構音などがあり、手術を行うとその機能の低下が起こってきます。切除範囲が少ない部分切除では、嚥下障害が起こることはまれですが、半側切除・亜全摘・全摘出のように切除部分が広範囲になってくると、嚥下障害をきたします。

　舌半側切除・亜全摘・全摘出の場合は、切除範囲は腫瘍のある舌だけにとどまりません。嚥下関連組織は顎舌骨筋、オトガイ舌骨筋、顎二腹筋、茎突舌骨筋といった舌骨上筋群をも切除することになります。

　これらの筋肉は喉頭を挙上し、喉頭蓋が喉頭にふたをして、食物が気管に入らないようにし、食道の入り口を広くする役割をもっています。そのため、舌骨上筋群を切除すると喉頭挙上が障害され、嚥下に影響をもたらします。

● 舌の構造

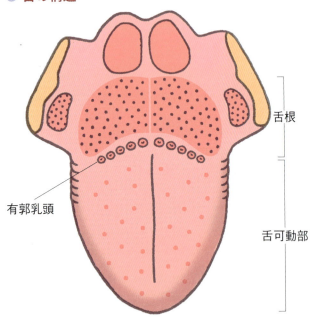

● 舌がん術後の嚥下過程の障害

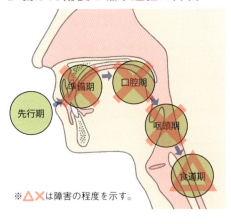

※△×は障害の程度を示す。

● 舌骨上筋群

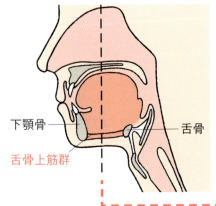

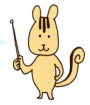

特に舌根（有郭乳頭より奥）の切除は嚥下障害に大きく影響を及ぼします。

舌がんの主な手術

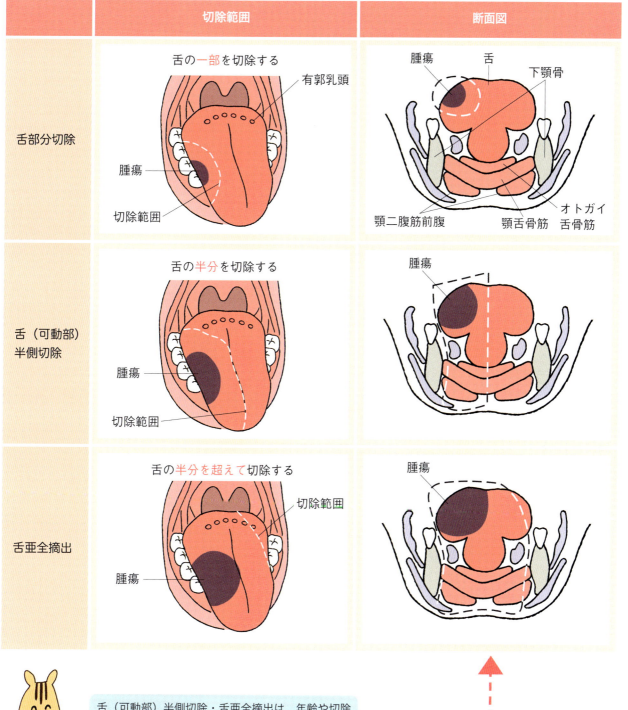

舌（可動部）半側切除・舌亜全摘出は、年齢や切除範囲により喉頭挙上術（→p.117）が併用されます。

頭頸部がん❷ 中咽頭がん術後

Point 1 切除部位と範囲により、受ける障害が異なる

　咽頭は、上咽頭・中咽頭・下咽頭に分けられます。
　中咽頭には軟口蓋・口蓋弓・舌根・咽頭後壁・扁桃（咽頭・口蓋・舌）など多くの組織が含まれます。中咽頭がんは上壁・側壁・前壁にかけての発生率が比較的高いといわれています。後壁の発生頻度は低く、中咽頭がん全体の5％以下です。
　切除範囲により嚥下障害のタイプも異なります。再建術が必要な切除を行った場合は、多くが嚥下障害になります。
　中咽頭がんの手術は定型的な術式がなく、「部分切除」、「中咽頭腫瘍切除」、切除範囲が中咽頭以外にも及ぶ「拡大中咽頭切除」などに分けられます。前壁（舌根・喉頭蓋谷）・側壁（口蓋弓・口蓋扁桃）・後壁・上壁（軟口蓋・口蓋垂）の役割は違うため、切除部位と範囲により受ける障害も異なります。

● 中咽頭の構造

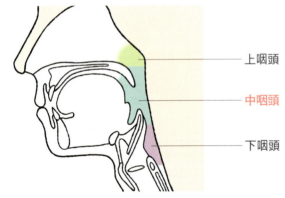

● 中咽頭には多くの組織が含まれる

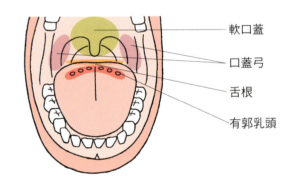

● 中咽頭がん腫瘍の場所と切除部位

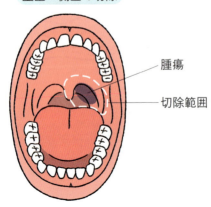

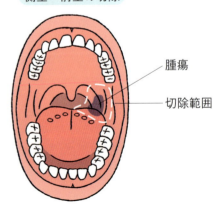

頭頸部がん❷ 中咽頭がん術後

Point 2 軟口蓋の障害 →鼻咽腔の閉鎖がうまくできない

　軟口蓋は口蓋で上顎骨の裏打ちがなく、触るとやわらかくなっている部分です。

　通常、嚥下が随意的に開始されると、反射的に軟口蓋が挙上し、咽頭後壁と密接して鼻咽腔を閉鎖します。と同時に舌骨上筋群が喉頭を挙上して、喉頭蓋が喉頭にふたをして、声門閉鎖とともに喉頭を閉鎖します。

　しかし、手術により軟口蓋が障害された場合、鼻腔と咽頭の閉鎖がうまくできないことから、鼻から食物が出てきたり、嚥下圧の低下により咽頭に食物が残留しやすくなります。

● 軟口蓋と嚥下過程の障害

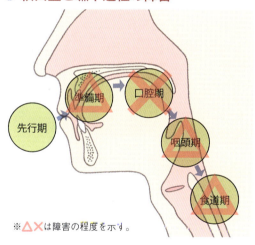

※△×は障害の程度を示す。

軟口蓋の部位と鼻腔と咽頭腔の閉鎖

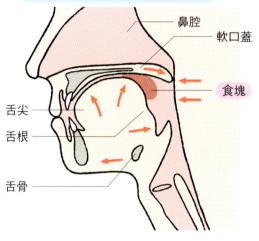

もっと知りたい！

軟口蓋と構音の関係

　軟口蓋は構音にも関与しています。発声時、軟口蓋は嚥下時と同じように挙上し、咽頭後壁と密接して鼻咽腔を閉鎖したうえで、呼気により声帯を使って発声します。しかし軟口蓋が障害を受けて鼻腔の閉鎖が不十分だと、息が鼻に抜け開鼻声になります。

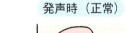

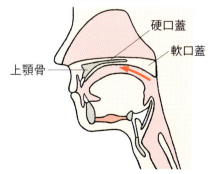

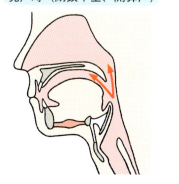

頭頸部がん❷　中咽頭がん術後

Point 3　舌根の障害
→咽頭に食塊が残留しやすい

　舌根は舌の有郭乳頭よりも奥の部分を指し、喉頭蓋谷まで中咽頭の前壁を形成します。食塊形成時に軟口蓋と接することで食塊を口腔内で保持し（準備期）、咽頭流入を防ぎます。嚥下運動時には咽頭後壁・側壁・舌根（前壁）で食塊を食道へ駆出します（咽頭期）。

　この動きに関連する組織が障害を受けると、嚥下圧が低下するため咽頭に食塊が残留しやすくなります。また咽頭に残留した食塊は嚥下運動後に誤嚥しやすく、嚥下後誤嚥の原因になります。

　舌根を手術した場合はとくに舌可動部の浮腫や運動低下を起こしやすく、機能訓練が必要になります。

● 舌根と嚥下過程の障害

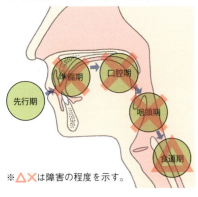

※△✕は障害の程度を示す。

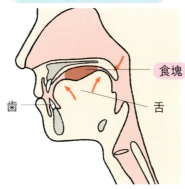

準備期：食塊の口腔内保持

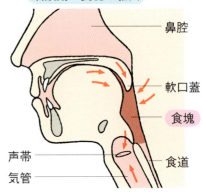

咽頭期：食塊の駆出

Point 4　前口蓋弓～喉頭蓋谷の障害
→誤嚥しやすい

　中咽頭には前口蓋弓から喉頭蓋谷にかけて、嚥下反射を惹起する感覚が広く分布しているといわれており、障害を受けると嚥下反射が起きにくくなります。中咽頭の手術で遊離皮弁による再建をした場合、感覚がなくなるので嚥下反射が遅れやすくなります（嚥下反射惹起遅延）。そのため、嚥下運動が起こる前に食塊が気道に流入して誤嚥しやすくなります。

● 前口蓋弓～喉頭蓋谷と嚥下過程の障害

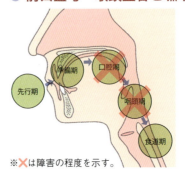

※✕は障害の程度を示す。

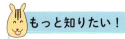

皮弁再建術

　組織を大きく切除した場合、欠損部には遊離皮弁（動静脈血管付きの皮膚・皮下組織や深部組織）などを移植して欠損を補います。欠損の大きさにより皮弁の採取部位は変わりますが、前腕・前外側大腿・腹直筋などを使用するのが代表的です。

　ただし、皮弁には感覚・運動機能はありませんので、欠損部の組織としての機能が回復するわけではありません。遊離皮弁は血管吻合を行っていますので、術後7日程度は皮弁の生着を優先し、創部・血管吻合部の安静を保持、それと同時に皮弁の観察を密に行います。

● 皮弁の採取

● 舌の皮弁再建術

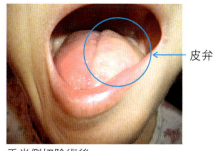

舌半側切除術後

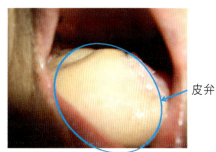

舌亜全摘術後

● 中咽頭の皮弁再建術

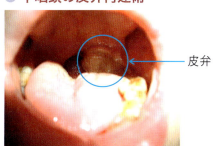

側壁上壁

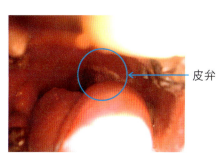

側壁前壁

頭頸部がん術後　アプローチのポイント

❶ 口腔内のアセスメント

- 嚥下訓練は、創が安定して皮弁が生着するまで(術後7日程度)は、舌の運動は避け、口腔ケアを中心にかかわります。
- 皮弁が生着し、主治医の許可が出たら口腔内のアセスメントを行い、基礎訓練(間接訓練)を開始します。

● 口腔内のアセスメント方法

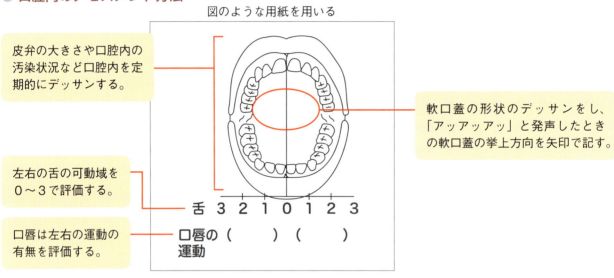

- 皮弁の大きさや口腔内の汚染状況など口腔内を定期的にデッサンする。
- 軟口蓋の形状のデッサンをし、「アッアッアッ」と発声したときの軟口蓋の挙上方向を矢印で記す。
- 左右の舌の可動域を0〜3で評価する。
- 口唇は左右の運動の有無を評価する。

● 鼻腔の閉鎖機能の確認

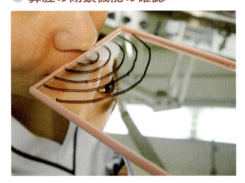

息を口から「ふーっ」と吹いたときに、鼻から息が漏れるかどうかを確認する。
鏡などを使用すると表面がくもるので、漏れていることがわかる。

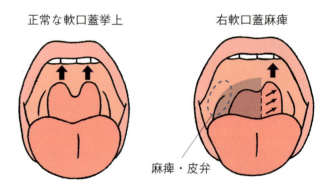

鎌倉やよい編：嚥下障害ナーシング．医学書院，東京，2000：67．より改変して転載

鼻腔の閉鎖機能は、開鼻声の有無やブローイング時の鼻からの漏れを確認する方法などがあります。

❷ 基礎訓練（間接訓練）

- 舌や中咽頭の手術の場合、舌・口唇・軟口蓋の運動性低下、嚥下反射の惹起遅延が起こることが多く、舌・口唇の自動・他動運動、口腔内のアイスマッサージを積極的に行います。

● 舌運動

挺舌運動

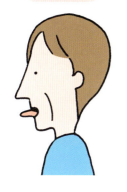

舌をできるだけ前方に突出させる
※出ない場合はできるだけ前方に動かす

後退運動

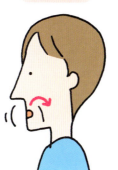

無理をせず、できる範囲内で行いましょう。

舌の先をのどの奥のほうまで移動させるような感じで後退させる

側方運動

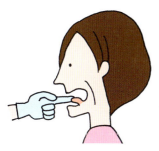

麻痺（皮弁）がある場合、舌圧子や指で左右に向けく押す

舌の圧迫

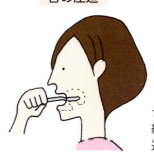

ティースプーンやアイス綿棒で舌を下方に強く圧迫する

● 口唇運動　口唇の麻痺がある場合

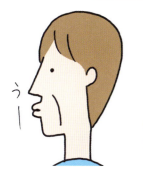

口唇に力を入れて強く閉じ、口唇をすぼめて口先を尖らせ、前方に突き出す

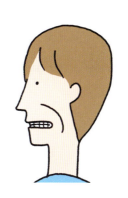

口角を引き上げて、口唇を真横に引く

● 口腔のアイスマッサージ　　　　　　　● 軟口蓋の運動　軟口蓋麻痺がある場合

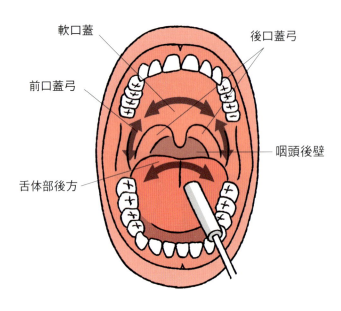

軟口蓋
後口蓋弓
前口蓋弓
咽頭後壁
舌体部後方

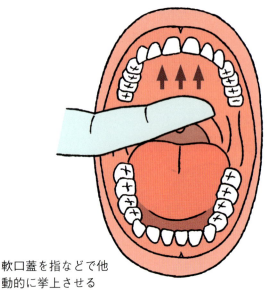

軟口蓋を指などで他動的に挙上させる

口腔内全体を凍らせた綿棒で、舌・口唇・頬・咽頭の伸展や圧迫により刺激を行う。前口蓋弓を凍らせた綿棒で圧迫刺激を行い、綿棒を抜き取り、閉口して嚥下運動を確認する

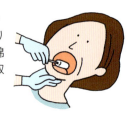

アイスマッサージのときに凍らせた綿棒を使用して同時に行ってもよいでしょう。

❸ 摂食訓練（直接訓練）

- 直接訓練は、嚥下造影検査（videofluoroscopic examination of swallowing：VF→p.31）や嚥下内視鏡検査（videoendoscopic examination of swallowing：VE→p.30）などを参考に、主治医の指示で開始します。
- 食塊の送り込みは、ベッドや車椅子のリクライニング、頸部伸展（軽く上を向く）などで代償することができます。ただし、頸部伸展は咽頭期の嚥下に負荷を与えるため、注意が必要です。

舌がん手術後

舌が切除され、残存舌・皮弁に浮腫がある

↓

食塊の送り込みが困難

↓

- 送り込みを代償できるような器具の使用
- リクライニング位にするなどの体位の工夫

中咽頭がん手術後

中咽頭が切除され、舌可動部・皮弁に浮腫がある

↓

食塊の送り込みが困難
嚥下反射の惹起が遅延

↓

- 送り込みを代償できるような器具の使用
- 増粘剤を使用した食品の調節などの工夫
- 可能であれば息こらえ嚥下（→p.133）を併用する

● **食塊の送り込みを代償する器具の例**

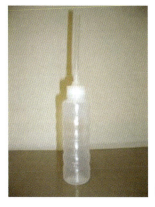

アクアジュレパウチ
詰め替えボトル

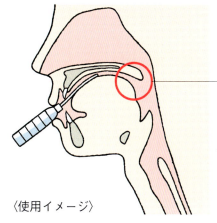

〈使用イメージ〉

健側の口腔・中咽頭や、浮腫のある舌の奥に挿入する

❹ 食形態の選択

● 食形態は、切除部位や範囲、嚥下障害の症状によって異なります。

舌がん術後

〈選択の例〉
　咀嚼や送り込みが困難な場合は、流動性が高く咀嚼を要しない食形態を選択する（あらかじめ砕いてあるクラッシュゼリーや、とろみ水など）。

● 舌半側切除術後は常食、亜全摘術後は軟菜を目標にできる可能性がある。
● 当院では、術後1年以上経過すると舌半側切除術後の患者は10人中8人が常食（通常の硬さの半食と副食）、2人が軟菜食（副食が少しやわらかい）を摂取しており、舌亜全摘術後患者の6人中2人が常食、3人が軟菜、1人が粥だった。

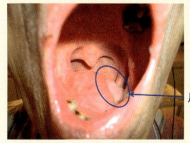

皮弁

舌半側切除後1年以上経過した症例。舌・皮弁の浮腫が時間をかけて改善している

中咽頭がん術後

〈選択の例〉
　障害の程度に合わせる必要があるが、基本的には咀嚼を要しない食形態を選択する。
　嚥下に慣れるまでは咀嚼を要しない食物で開始することが望ましい（クラッシュゼリー、とろみ水、ミキサー・ペースト食など）。

● 嚥下障害は切除部位や範囲により、経口摂取に達するまでのスピードや食形態に差が出る。
● 特に舌根の切除範囲が広い場合は嚥下障害が重症化しやすく、その他の組織でも一般的には切除範囲が広いと嚥下機能は低くなる。その結果、到達する食形態にも差が生じ、ミキサー食の患者から常食の患者まで幅広くなる。

数日間続けてみて、明らかな誤嚥、発熱、痰の増加がなければ、段階的に食形態を上げていきます。

嚥下機能改善のための手術

Point 1 喉頭挙上不全を改善する → 喉頭挙上術

　頭頸部がんの手術では、切除範囲によっては器質的変化により、明らかに重度の嚥下障害になることが予想される場合があります。

　そこで年齢、生命予後などから、必要と判断した場合は、がんを切除する際に同時に嚥下機能改善手術や誤嚥防止手術を行うことがあります。

　通常、嚥下をするとき、舌骨上筋群（顎舌骨筋・オトガイ舌骨筋・顎二腹筋・茎突舌骨筋）と甲状舌骨筋が反射的に収縮することで、甲状軟骨が前上方へ挙上します。これに伴い、喉頭蓋が喉頭にふたをし、そして食道入口部の開大が得られ、食物が通過しやすい形態となるのです。

● 正常な喉頭挙上

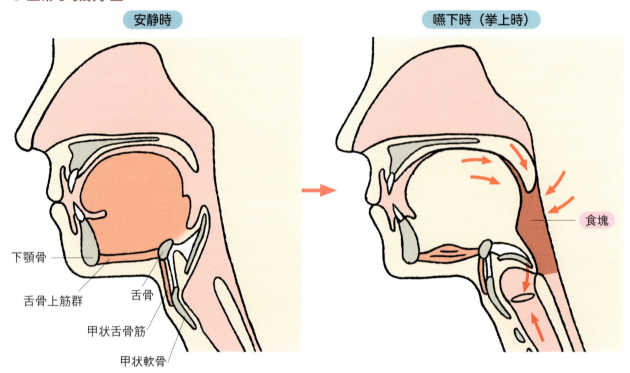

喉頭挙上術は、喉頭の挙上が不十分な場合に施行されます。手術は、下顎骨と舌骨、あるいは下顎骨と舌骨と甲状軟骨を太い糸や金属ワイヤーなどでつなぎ、牽引することで、嚥下時のような形態をつくり出します。喉頭閉鎖を強化させると同時に、食道入口部を開大しやすくすることで、食物の残留を減少させることができます。

　喉頭挙上術を行う場合は、同時に気管切開を行うことが一般的です。舌骨前方牽引の場合は、術後の経過とともに気管切開口は閉鎖されますが、下顎舌骨甲状軟骨固定の場合は、下顎骨、舌骨、甲状軟骨を結んで牽引するため、常に喉頭蓋が倒れることにより喉頭口にふたをし、気道が狭窄した状態になることから、気管カニューレを抜去することが困難な場合があります。

● **喉頭挙上術**

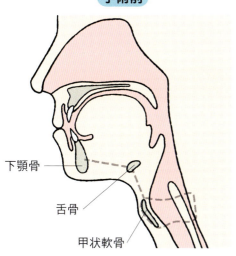

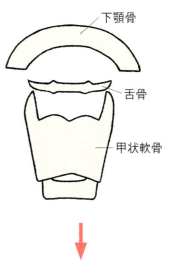

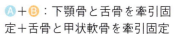

Ⓐ：下顎骨と舌骨を牽引固定　　Ⓐ＋Ⓑ：下顎骨と舌骨を牽引固定＋舌骨と甲状軟骨を牽引固定

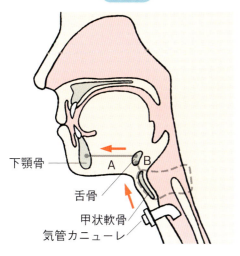

下顎骨と舌骨を結ぶ方法（Ⓐ）、それに加えて舌骨と甲状軟骨を結ぶ方法（Ⓐ＋Ⓑ）がある

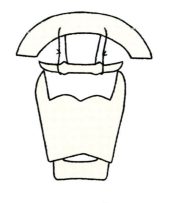

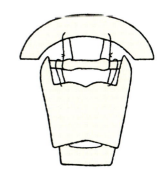

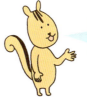

A＋Bの術式は、術後の気道狭窄の可能性が高くなります。

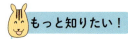 もっと知りたい！

気管切開

　気管切開とは、気管を切開して気道を確保する方法です。上気道の狭窄・閉塞、下気道の分泌物の排除困難、呼吸不全に対する呼吸管理として行われます。

　しかし、嚥下機能にも影響を与えるため、患者の状況に合わせたかかわりが必要です。気管切開をすれば、一時的にカフ上で誤嚥物がブロックはされますが、喉頭の上下運動により下気道に流れていくので誤嚥に対しては大きなメリットにはなりません。嚥下時の声門下圧の低下、喉頭挙上の阻害、異物による感覚鈍麻、バルーンによる食道圧迫など、逆に嚥下機能を阻害する因子のほうが多くなります。

● 気管カニューレの種類と特徴

種類	特徴
単管・複管	内管があるかどうかを表している。内管があると内管の洗浄が可能になり、分泌物による閉塞や狭窄を予防することができる
カフの有無	カフは人工呼吸器装着時に陽圧換気を可能にさせる。カフ圧は気管粘膜の毛細血管の血流を遮断しないよう20〜25mmHgで設定する 定期的にカフ上部を吸引し、分泌物の貯留を最低限にすると、流れ込みをある程度防止できる
側孔の有無	側孔があるカニューレの場合、気管口を塞ぐことで呼気が上気道に抜けて発声が可能になる
吸引ラインの有無	吸引ラインがあるカニューレは、カフ上部に貯留した分泌物を吸引することができる。カフ上部の分泌物は、適宜吸引することでカフ下部への流入を防ぐことができる

カフなし・単管タイプ（ボタン型）の例
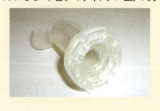

カフなし・複管タイプの例
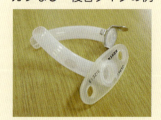

カフあり・複管タイプの例
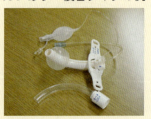

嚥下機能改善のための手術

Point 2 食道入口部を広げる
→輪状咽頭筋切除術・切断術

　輪状咽頭筋は嚥下時にのみ弛緩し、食道入口部を開大しやすくさせます。それに加え甲状軟骨が前上方に挙上することで食塊が通過することができます。喉頭が挙上しても輪状咽頭筋が弛緩しなければ食塊が通過することはできません。

　輪状咽頭筋切断術は、舌根や咽頭の障害により嚥下圧が不足して食塊が咽頭に残留する場合や、輪状咽頭筋が適切に弛緩しなくなり食道入口部が開かない場合に適応になります。

● 正常な輪状咽頭筋のはたらき

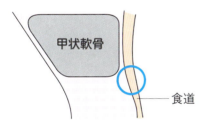

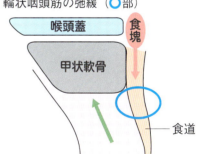

● 輪状咽頭筋切除術

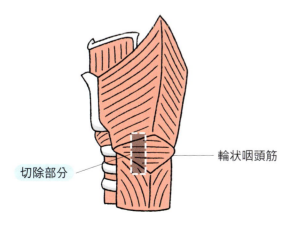

● 輪状咽頭筋切断術

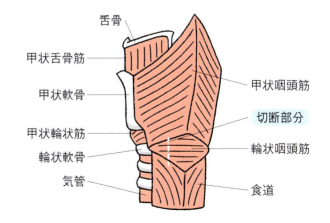

文献
[脳血管障害]
1）藤島一郎：脳血管障害．才藤栄一，向井美惠監修，摂食・嚥下リハビリテーション 第2版，医歯薬出版，東京，2007：277-278．
2）馬場元毅：球麻痺と偽性球麻痺．馬場元毅，鎌倉やよい著，深く深く知る脳からわかる摂食・嚥下障害，学研メディカル秀潤社，東京，2013：48-51．
3）巨島文子：脳血管障害患者．藤島一郎編著，ナースのための摂食・嚥下障害ガイドブック，中央法規出版，東京，2005：246-249．
4）藤島一郎：脳血管疾患．才藤栄一，植田耕一郎監修，摂食嚥下リハビリテーション 第3版，医歯薬出版，東京，2016：292-297．

[高次脳機能障害]
1）小山珠美：高次脳機能障害による摂食・嚥下障害へのアプローチ．実践で身につく！摂食・嚥下障害へのアプローチ，学研メディカル秀潤社，東京，2012：256-267．
2）白坂誉子：「食べる」を支える介助のコツと注意点．ケアプランに活かす嚥下障害イラストブック，三輪書店，東京，2015：72-76．

[認知症]
1）宇高不可思：認知症．病気がみえるvol.7 脳・神経，医療情報科学研究所編，MEDIC MEDIA，東京，2012：336-337．
2）野原幹司：食事支援．認知症患者の摂食・嚥下リハビリテーション，野原幹司編，南山堂，東京，2012：30-31，69-71．
3）枝広あや子：アルツハイマー型認知症．吉田貞夫編，認知症の人の摂食障害 最短トラブルシューティング 食べられる環境，食べられる食事がわかる，医歯薬出版，東京，2014：123-128，132-136，140-145．

[頭頸部がん]
1）日本音声言語医学会：新編 声の検査法．医歯薬出版，東京，2009：136-141．
2）才藤栄一，植田耕一郎監修：摂食嚥下リハビリテーション 第3版．医歯薬出版，東京，2016．
3）古川仭，森山寛，八木聰明，他編：頭頸部腫瘍，新図説耳鼻咽喉科・頭頸部外科講座 第5巻．メジカルビュー社，東京，2001．
4）岡本美孝編：頭頸部再建手術と術後処置．耳鼻咽喉科・頭頸部外科 処置・手術シリーズNo.4．メジカルビュー社，東京，2002．
5）湯本英二編：耳鼻咽喉科診療プラクティス7 嚥下障害を治す．文光堂，東京，2002．
6）鎌倉やよい編：嚥下障害ナーシング フィジカルアセスメントから嚥下訓練へ．医学書院，東京，2000．
7）溝尻源太郎，熊倉勇美：口腔・中咽頭がんのリハビリテーション 構音障害，摂食・嚥下障害．医歯薬出版，東京，2000．

Part 4

摂食嚥下訓練のポイント

摂食嚥下障害がある場合、安全な食事環境の設定、食事介助、嚥下代償法はもちろんですが、セルフケア拡大への援助を根気強く、ていねいに行うことが重要です。可能な限り自らの手で食具を使って、好きなものを自分のペースで食べることができるような援助を心がけていきましょう。

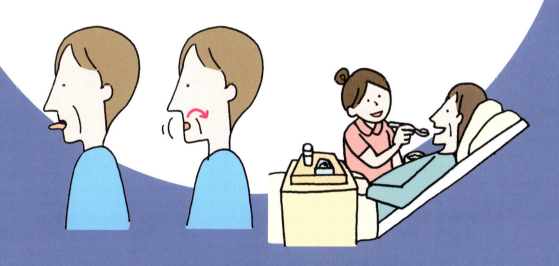

❶ 摂食嚥下訓練の全体像

Point 1 食物を用いない基礎訓練と食物を用いる摂食訓練がある

　基礎訓練とは、食物を用いずに運動や刺激を加えて、機能の改善や動作の獲得をめざす訓練のことを指し、間接訓練ともいいます。意識障害が重度である急性期から実施可能で、口腔ケア時に口腔周囲筋群への刺激を行う、構音訓練の要素を取り入れながらあいさつや会話をするなど、生活援助の場面で実施することができます。

　摂食訓練とは、実際の食物を用いて行う訓練のことを指し、直接訓練ともいいます。「食べる」という一連の摂食動作を通じて訓練を行うことで、摂食嚥下関連器官の運動や感覚機能を向上させ、摂食動作をはじめとした全身の協調運動やセルフケア能力を高めることにつながります。

　摂食嚥下機能を改善し、その機能を発揮するためには、生体の防御機構を高めてリスクに備えることが必要です。「覚醒を促し生活リズムを整えて活動性を高める」「栄養状態を整えて体力や免疫力を高める」「呼吸状態を整えて換気量を高め、気道防御を強化する」「口腔環境を整えて『食べられる口』をつくる」といったアプローチを行うことは、食べるための土台づくりとなります。

●「食べる」土台づくり

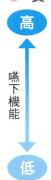
嚥下機能 高 ↕ 低

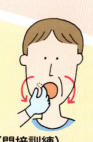
基礎訓練（間接訓練）
非経口摂取
嚥下関連器官の運動訓練
感覚向上訓練　など

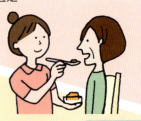
摂食訓練（直接訓練）
摂食姿勢の調整、食形態の選定、一口量の調整、嚥下代償法の選定
経口摂取

口腔環境の整備：口腔ケア、義歯の調整
体力・免疫力の維持、向上：栄養・水分管理、離床、セルフケア拡大
気道防御力の強化：呼気や咳嗽力の強化

基礎訓練（間接訓練）とは？
食物を用いずに、各器官の機能や協調性の改善を図る

リスク	窒息や誤嚥のリスクは少ない
一般的な適応	急性期（発症直後）から維持期までさまざまな摂食嚥下障害に実施可能

摂食訓練（直接訓練）とは？
「食べること」を通して摂食嚥下機能を高める

リスク	誤嚥や窒息のリスクを伴う
一般的な適応	意識が覚醒（JCSで0〜1桁）し、全身状態が安定していること　嚥下反射を認めること　など

❷ 基礎訓練（間接訓練）のコツ

Point 1 嚥下過程の障害部位や程度に応じて訓練を行う

摂食嚥下障害の訓練内容は多岐にわたりますが、摂食嚥下のプロセス（→p.14）のどこに、どのような問題があるのかを考え、病態や症状に合わせた訓練を選択することが大切です。

また、患者の筋力や身体状況に応じて持続時間や回数を設定する必要があります。

● 摂食嚥下の5期モデル

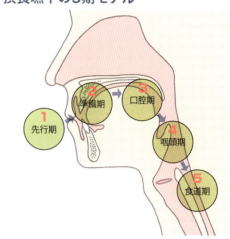

❶ 先行期の障害の場合

先行期の問題は、準備期や口腔期、咽頭期へも影響を及ぼします。病状が安定したら早期から抗重力姿勢を積極的に取り入れ、離床訓練や安定したポジショニングを行い、覚醒レベルの改善、認知機能の向上をめざすことが大切です。

● 先行期の障害とアプローチ

病態・症状	原因	訓練項目	目的・効果
・食事に興味を示さない ・口を十分に開けない ・食べ方がわからない ・食具が使えない	・意識障害・覚醒不良 ・高次脳機能障害（失行・注意障害・半側空間無視、前頭葉症状など）	・離床の促進 ・姿勢・体位の調整（→p.137） ・特殊感覚への刺激（視覚・聴覚・触覚・味覚） ・口腔周囲筋群への知覚・運動刺激（他動運動）A B ・情報の狭小化（→p.137） ・視覚への誘導、模倣 ・動作の誘導（→p.143）・アシスト、手続き記憶の活用	・覚醒レベルの改善 ・認知機能の向上 ・口腔周囲筋群の可動域拡大 ・口腔周囲筋群の筋緊張の緩和 ・食事への集中力を高める ・状況理解を促し、自発行動を引き出す

※ A などの訓練方法はp.124～125の図を参照

● 顔のマッサージ部位

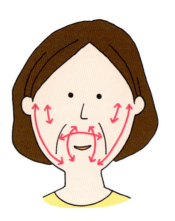

口のまわりの皮膚や頬、顎の皮膚をやさしくマッサージする。

顔のマッサージは、唾液分泌にも効果的です。唾液腺の位置も意識しながら行いましょう！

● 3大唾液腺

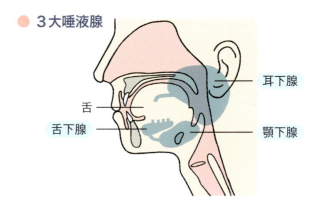

耳下腺
舌
舌下腺
顎下腺

A 頸部のマッサージ（頸部可動域訓練）

目的 嚥下関連筋群のストレッチ・リラクセーション

❶ 前後にゆっくりストレッチ

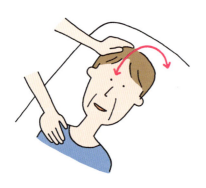

❷ 右回り・左回りに回旋させる

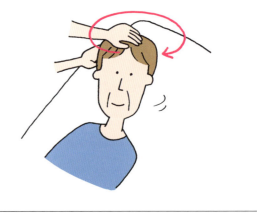

※頭頸部がん術後患者の急性期には行わない。

※Part 4 の各訓練方法は、日本摂食嚥下リハビリテーション学会医療検討委員会：訓練法のまとめ（2014年版）．日摂食嚥下リハ会誌 2014；18（1）：55-89. https://www.jsdr.or.jp/wp-content/uploads/file/doc/18-1-p55-89.pdf（2017. 10. 05. アクセス）を参考に作成しています。

B 口腔周囲筋群への知覚・運動刺激

目的 口腔周囲筋群の拘縮予防、筋緊張の緩和、覚醒を促す

❶ 頬を回す
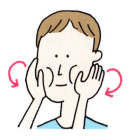

❷ 頸部をマッサージ
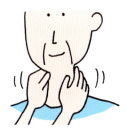

❸ 口唇の下（オトガイ部）の皮膚を回す
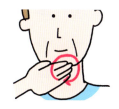

❹ 口角を挟んで、パッと放す
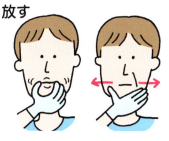

❺ 口角を挟んで放す
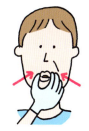

上・下口唇3か所ずつ

❻ 口唇の縁に沿って外へ広げる
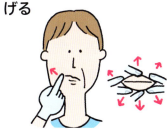

❼ 口唇の縁に沿って内へ縮める
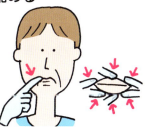

❽ 口に指を入れ、口輪筋を外側へ伸ばす
同様に4か所
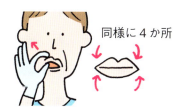

❾ 口角から指を入れ、伸ばす
頬を膨らますように
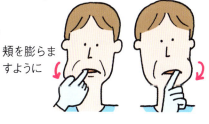

❿ 外へ押し広げながら伸ばす
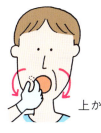
上から下へ

⓫ 舌骨を前へ持ち上げるように
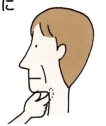

⓬ マッサージして終わり
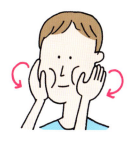

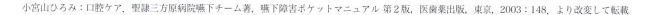

小宮山ひろみ：口腔ケア．聖隷三方原病院嚥下チーム著，嚥下障害ポケットマニュアル 第2版，医歯薬出版，東京，2003：148．より改変して転載

❷ 準備期・口腔期の障害の場合

　準備期には、口唇閉鎖や舌運動、顎や頬の運動などが関与します。準備期に障害をきたすと、食べこぼしがみられる、咀嚼がうまくできずに食塊形成が不十分となる、口腔内に食物を保持できずに早期に咽頭へ流れ込み、誤嚥を引き起こすなどの症状がみられます。

　口腔期では、準備期で形成された食塊が口腔から咽頭へと送り込まれます。そのため、口唇閉鎖や舌尖部・舌根部の運動などが関与します。舌運動が低下すると口腔内に食物が残り、送り込みが不十分となります。また、口唇閉鎖が不十分であったり、舌尖部の運動が不十分であると口腔内圧が高められずに食物が咽頭に残留したり、誤嚥につながりやすくなります。

　準備期・口腔期の障害に対する基礎訓練としては、口唇や舌、頬などの口腔周囲筋群の可動域拡大と筋力強化、呼気や咳嗽力の強化を行うことで、食塊形成力を高め、早期咽頭流入や誤嚥防止をめざすことが大切です。

● 準備期・口腔期の障害とアプローチ

病態・症状	原因	訓練項目	目的・効果
・取り込みの障害 ・食べこぼし	・口唇閉鎖の不良 ・頬の筋緊張低下	・口腔周囲筋群（口唇・頬・顎）の運動 C D E ・ブローイング訓練 G ・構音訓練（口唇音）	・口腔周囲筋群の強化 ・口唇閉鎖の強化 ・呼気持続時間延長 ・咳嗽・喀出力強化 ・鼻咽腔閉鎖機能の強化 ・口唇音の発話明瞭度の改善 ・筋緊張の緩和
・咀嚼困難 ・食塊形成困難	・歯の欠損 ・義歯の不具合 ・咀嚼筋群の筋力低下・協調運動障害 ・舌の運動障害	・舌の運動 F ・構音訓練（舌尖音・奥舌音） ・咀嚼訓練 H	・舌運動の強化 ・舌と頬の協調運動強化 ・舌尖音・奥舌音の発話明瞭度の改善
・送り込みの障害	・舌の運動・感覚障害 ・意識障害や認知症による注意障害・注意持続の低下	・口唇・舌の運動 C F	・舌運動の強化 ・口唇閉鎖の強化

※ C などの訓練方法はp.127〜129の図を参照

C 口唇の運動

目的 口唇閉鎖の強化

❶ 口を大きく開ける　　　　　❷ 口をピタッと閉じる

目的
・口輪筋の可動域拡大
・口唇閉鎖の強化

❶ 唇を「ウ」の形にとがらせ、前に突き出す　　　　　❷ 唇を「イ」の形に横に引く

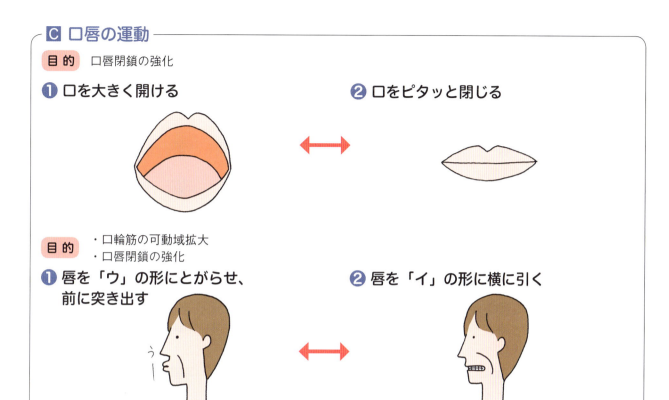

D 頬の運動

目的
・頬筋の筋力強化
・口唇閉鎖の強化

❶ 唇を閉じた状態で頬を膨らませる　　❷ 頬をへこませる

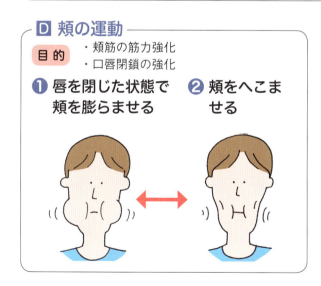

E 顎の運動

目的
・下顎の可動域拡大
・頬筋の筋力強化

❶ 口を開ける　　❷ 口を閉じる

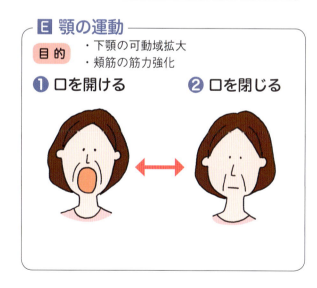

F 舌の運動

目的
・舌の可動域拡大
・舌の筋力強化、持久力強化

〈自動運動〉

❶ 舌をまっすぐ突き出し、奥まで引っ込める

❷ 舌を上下に動かす

❸ 舌を左右に動かす

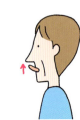
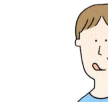
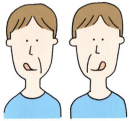

〈他動運動〉

❶ スプーンや指で舌を押さえる それを持ち上げるように力を入れる

❷ 舌の側面に指を当てて押す それに抵抗するように力を入れる

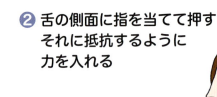

 もっと知りたい！

構音訓練

摂食嚥下と発声は、同じ器官により行われます。そのため、構音訓練、発声練習も嚥下訓練につながります。唇や舌を大きく動かし、はっきり発音できるように練習を促しましょう。

「パ」➡口唇を閉じたり開いたりする
「タ」➡舌の中央を動かす
「カ」➡舌の奥を動かす
「ラ」➡舌の先を動かす
「あ〜」➡上顎とのどの筋肉を震わせる

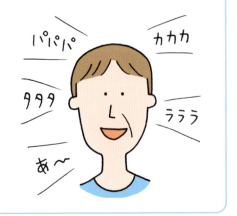

G ブローイング訓練

目的 鼻咽腔閉鎖機能の強化

方法1 コップの水をストローでプクプクと吹き続ける

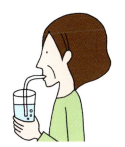

方法2 ペットボトルに穴をあけてストローを差し、プクプクと吹き続ける

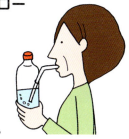

吹き込む力に合わせてキャップのしめ具合を調整する。

認知症で水を飲んでしまうような場合は… **方法3** 吹き戻しを吹き続ける

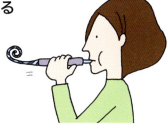

H 咀嚼訓練

目的 舌と頬の協調運動強化

ガーゼに包んだマシュマロやガムを左右の臼歯部に置いてかむ。

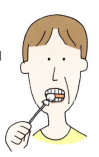

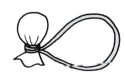

〈包み方〉
① 広げたガーゼの中央にガムなどの食材を置く。
② 丸くくるみ、デンタルフロスで縛る。フロスの先端は輪にする。
③ ガーゼの端は短くカットする。

スルメなどをかむ方法もあります。

❸ 咽頭期の障害の場合

咽頭期には、口唇閉鎖や舌運動のほかに喉頭挙上や嚥下反射惹起、食道入口部の開大が関与します。これらが障害されると咽頭残留や誤嚥につながり、誤嚥性肺炎のリスクが高まります。

そのため、咽頭期のアプローチでは嚥下反射の惹起を促進し、喉頭挙上の強化や咳嗽力の強化などをめざします。

● 咽頭期の障害とアプローチ

病態・症状	原因	訓練項目	目的・効果
・嚥下反射惹起遅延	・咽喉頭の感覚低下 ・嚥下反射の遅延	・冷圧刺激法 I	・嚥下反射の惹起
・咽頭残留 ・誤嚥	・喉頭挙上が不十分 ・食道入口部開大が不十分 ・声門閉鎖が不十分	・頭部挙上訓練 J ・嚥下おでこ体操 K ・プッシング・プリング訓練 L ・息こらえ嚥下 M	・舌骨上筋群の強化 ・喉頭挙上の強化と食道入口部の開大 ・喉頭閉鎖 ・声門下圧の上昇 ・嚥下と呼吸の協調
・鼻腔・口腔逆流	・食道入口部開大不良 ・鼻咽腔閉鎖不良	・頭部挙上訓練 J ・ブローイング訓練 G	・食道入口部の開大 ・鼻咽腔閉鎖の改善
・誤嚥物の喀出困難	・咳嗽反射の低下・消失 ・呼気筋の筋力低下	・咳嗽訓練 N ・呼吸訓練（ハフィング、口すぼめ呼吸） O P ・発声訓練	・咳嗽機能や喀出力の強化 ・呼吸機能の改善

※ I などの訓練方法はp.131～133の図を参照

1 冷圧刺激法

目的 嚥下反射を誘発する

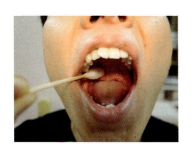
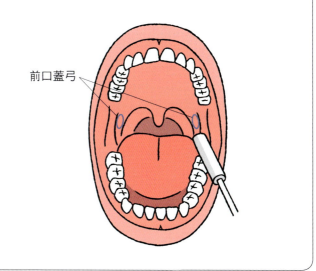

前口蓋弓

① 口を開ける。
② 金属製のスプーンや凍らせた綿棒などで、前口蓋弓を上下に数回、軽く圧を加えながら刺激する。
③ 刺激後は閉口し、空嚥下を促す。

こんなときどうする？

口を開けられない

脳の疾患などで、咬反射のため自分から口を開けることが難しい場合には、口腔内のK-pointと呼ばれる場所を刺激してみましょう（K-point刺激法）。ここを刺激すると、開口反射が誘発されるため、無理にこじ開けることなく口を開くことができます。

① 頬と歯の間を歯列に沿って指を奥に入れる。

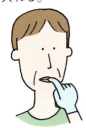

② 臼歯の後ろから指を挿入し、爪の部分でK-pointを触る。

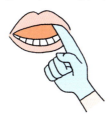

K-pointの位置
（臼後三角後縁のやや後方の内側）

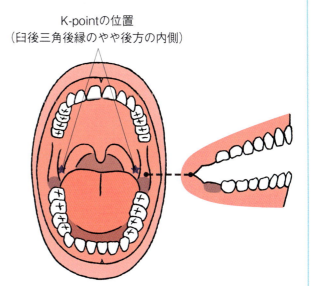

(Kojima C, Fujishima I, Ohkuma R, et al: Jaw opening and swallow triggering method for bilateral-brain-damaged patients: K-point stimulation. *Dysphagia* 2002; 17: 273–277.)

J 頭部挙上訓練 自分で体を動かせる人

目的 舌骨上筋群を強化し、喉頭挙上の強化と食道入口部の開大を改善する

❶ 仰向けに寝た状態になる

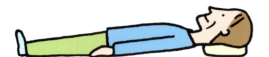

❷ 肩を床につけたまま、頭部だけを持ち上げ、足の指先を見る

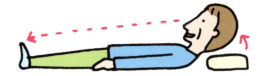

K 嚥下おでこ体操

円背や仰向けになるのが難しい人、体力が低下している人

目的 喉頭挙上の強化
（J 頭部挙上訓練が困難な場合に用いる）

額に手を当て、抵抗を加える

顎の下で筋収縮を確認する。

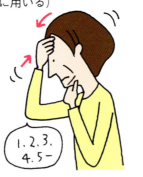

自力で行うことが難しい場合は無理をせず、介助者が頭を持ち上げてサポートしましょう。

患者の筋力に応じた持続時間と回数を設定します。

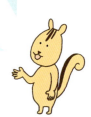

L プッシング・プリング訓練

目的 声帯の内転を強化し、喉頭閉鎖を促す

〈プッシング訓練〉

上肢で壁や机を押しながら、強い声で「アッ」「エイ」と発声する。

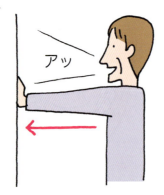

〈プリング訓練〉

椅子に座り、両手で椅子の座板を持ち上げるようにして「アッ」「エイ」と発声する。

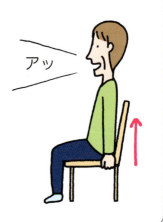

M 息こらえ嚥下

目的
- 喉頭閉鎖の強化
- 嚥下と呼吸の協調を促す

❶ 鼻から息を吸う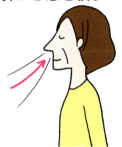

❷ 飲物を口に含み、「ゴクン」と飲み込む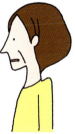

❸ 「ハー」と息を力強く吐く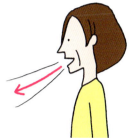

N 咳嗽訓練

目的
- 咳嗽機能の強化
- 喀出力の強化

❶ おなかに手を当てて、深く息を吸う

❷ 2秒ほど息をこらえ、おなかをへこませるようにしながら、強く「エヘン」と咳払いをする

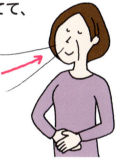

O ハフィング

目的
- 咳嗽機能の強化
- 喀出力の強化

ゆっくり息を吸い込み、声を出さずに息を強く速く「ハッ、ハッ、ハッ」と吐き出す

P 口すぼめ呼吸

目的
- 呼吸機能の改善
- 口唇閉鎖機能の強化
- 鼻咽腔閉鎖機能の強化

深く息を吸い込み、できるだけ長く吐き続ける

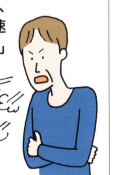

20〜30cm先のロウソクの炎を吹き消すつもりで、一定の強さで口をすぼめて息を吐く。

これらの「呼吸訓練」は、嚥下機能を高める基礎訓練になるだけでなく、誤嚥予防にも有効です。

❷ 基礎訓練（間接訓練）のコツ

Point 2 訓練の基本は、摂食嚥下にかかわる筋を動かすこと

　ここまで、さまざまな訓練法を紹介してきましたが、基本となるのは食べるための筋肉をほぐしたり、鍛えたりすることです。以下の嚥下体操は、呼吸や発声の訓練も取り入れたシンプルな流れで、嚥下障害の部位やレベルを問わず行うことができます。

● 嚥下体操の例

目的
・全身のリラクセーション
・覚醒を促し、摂食前の準備として行う

❶ 深呼吸

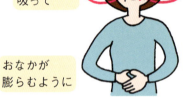
鼻から息を吸って
おなかに手を当てて
おなかが膨らむように

→

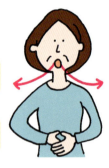
ゆっくり口から吐く
おなかがへこむように

❷ 首を回す

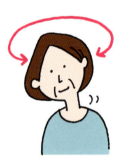

❸ 首を横に倒す

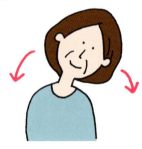

❹ 肩を上げ下げする

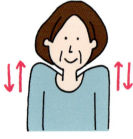

❺ 両手を上げ、背伸びする

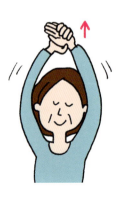

嚥下機能を高める基礎訓練や食事前の準備体操として、毎日欠かさず行うように指導しましょう！

❻ 頬を膨らませたり、すぼめたり

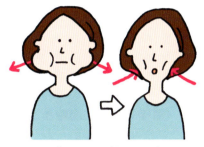

（2〜3回繰り返す）

❼ 舌で左右の口角を触れる
舌を出したり引いたり

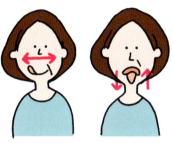

（2〜3回繰り返す）

❽ 大きく息を吸って止め、
3つ数えてから吐く

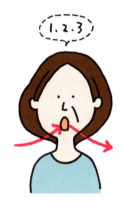

❾ 「パパパ、タタタ、カカカ、ラララ」と
ゆっくり発音する

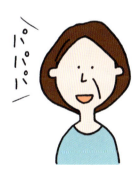

❿ 深呼吸

鼻から息を吸って

おなかに手を当てて

おなかが膨らむように

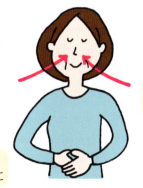

ゆっくり口から吐く

おなかがへこむように

❸ 食事前の確認ポイント

Point 1 しっかりと覚醒しているか

摂食開始のタイミングとして、一般的には摂食訓練の開始基準が示されていますが、意識レベルの改善や解熱などの回復を待つことで、訓練の開始が遅れ、廃用性の機能低下を助長する可能性もあります。意識レベル（JCS）が2桁であっても1日のうちで覚醒している時間帯があれば、そのときに摂食訓練を行い、ご

く少量であっても「食べられた」という感覚をもつことが「口から食べる」ことにつながります。

ただし、急性期においては全身状態が不安定であり、病状の進行や合併症の併発の可能性もあるため、モニタリングとリスク管理を十分行いながら摂食訓練に取り組むことが重要です。

● 摂食訓練（直接訓練）の開始基準

❶ 意識レベルが清明あるいは覚醒（JCSで0〜1桁）している。ウトウトしていても食事を意識でき、指示に従うことができる
❷ 全身状態が安定している。重篤な心疾患や消化器合併症などがない。発熱時は呼吸器感染を除き、食欲があれば試みてよい
❸ 脳血管障害の進行がない
❹ 改訂水飲みテスト（→p.28）で嚥下反射を認める
❺ 十分な咳嗽ができる（随意性または反射性）
❻ 著しい舌運動、喉頭運動の低下がない

[以下2文献より改変して転載]
塚本芳久：急性期嚥下障害へのアプローチ．JOURNAL OF CLINICAL REHABILITATION 1995；14（8）：721-724．
近藤克則，二木立：急性期脳卒中患者に対する段階的嚥下訓練．総合リハビリテーション 1988；16：19-25．
JCS（Japan Coma Scale）：ジャパン・コーマ・スケール。意識障害の評価法の1つ。

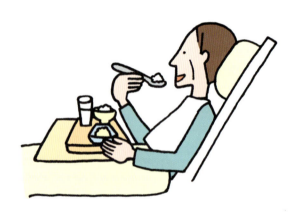

Point 2 口腔環境を清潔にする

食後はもちろん、経口摂取ができない状態が続いているときも、しっかり口腔ケアを行うことが大切です。

口腔内が乾燥していたり、汚れていると口唇や舌がうまく動かず、食塊形成が不十分となります。また、舌が汚れた状態や乾燥した状態では味を感じることもできません。

❸ 食事前の確認ポイント

Point 3　外部環境を調整する

　食事に集中するための環境づくりも大切です。特に注意障害がある場合には、テレビや周囲の談笑などの騒音の遮断や、カーテンでの遮蔽、人の出入りの少ない場所の選定など、視覚・聴覚刺激の狭小化を図ります。そのうえで、「はい、飲みましょう」などと声かけをして、嚥下の意識化を図ります。

● 外部環境の調整・情報の狭小化

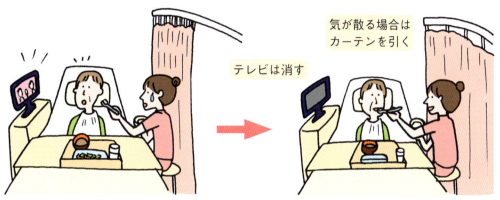

テレビは消す
気が散る場合はカーテンを引く
周囲の話し声など不要な刺激は避ける

Point 4　姿勢・体位を調整する

　正面や側面、背面から姿勢を確認し、首が上を向いていないか、体幹がねじれていないか、肩や手の位置が下がっていないかなどを確認します。椅子や車椅子を使用している場合は、深く腰掛けて足底が床に着いていることを確認します。テーブルの上に肘が乗り、上肢が自由に動く状態とします。

　舌運動が低下し、食物の送り込みが障害されている場合などは、リクライニング位として重力を利用することで咽頭への送り込みがしやすくなります。リクライニングの角度が45度以上であれば対象者が食膳の食物を見ることができ、60度以上であれば自力摂取も可能です。

座位

● 安全で飲み込みやすい座位の基本

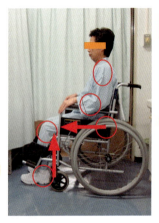

適当な背もたれがある
（背もたれが広すぎると傾きやすい）

幅と高さが身体に合っている

足底はしっかりと床に着ける

● 車椅子の場合

 よい例

 悪い例

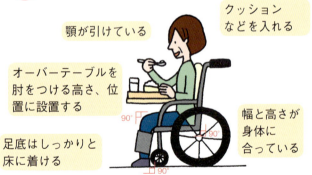

顎が引けている
クッションなどを入れる
オーバーテーブルを肘をつける高さ、位置に設置する
幅と高さが身体に合っている
足底はしっかりと床に着ける

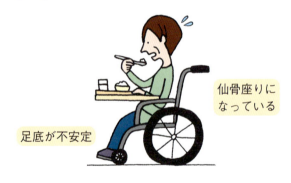

仙骨座りになっている
足底が不安定

● 椅子の場合　よい例／悪い例

● 円背（猫背）の場合

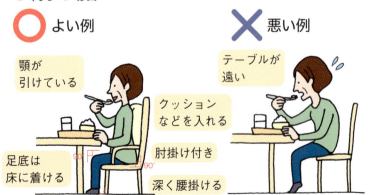

顎が引けている
クッションなどを入れる
肘掛け付き
深く腰掛ける
足底は床に着ける

テーブルが遠い
足底が浮いている

正面を見ると自然に頸部が前屈する
椅子の背と腰背部の間にバスタオルなどを入れ、骨盤を傾斜させる
背もたれの高い椅子を使用すると安定しやすい

臥位

● ギャッチアップ30度の場合

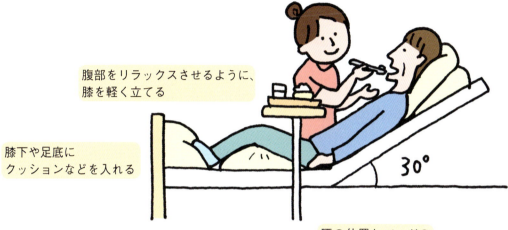

腹部をリラックスさせるように、膝を軽く立てる

膝下や足底にクッションなどを入れる

腰の位置とベッドの折れ目を合わせる

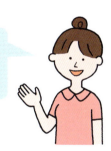

嚥下機能や状態に応じて、ギャッチアップの角度を調整していきます（30～60度）。
目分量ではなく、角度を決めたら、きちんと印をつけましょう。

● ギャッチアップ60度の場合

 よい例

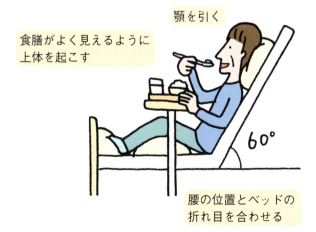

食膳がよく見えるように上体を起こす

顎を引く

腰の位置とベッドの折れ目を合わせる

 悪い例

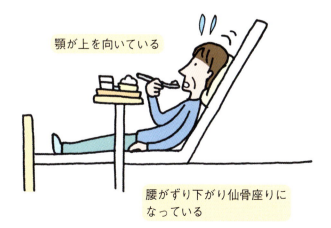

顎が上を向いている

腰がずり下がり仙骨座りになっている

● 仰臥位の頸部の角度

よい例

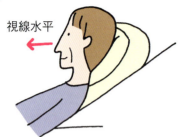

視線水平

頸部を軽く前屈させる。

悪い例

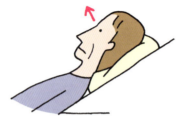

頸部が伸展している。

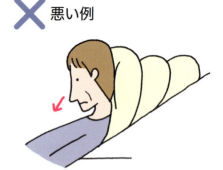悪い例

頸部が過度に前屈している。

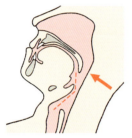

咽頭から気管への通路に角度がつき、誤嚥しにくくなる。

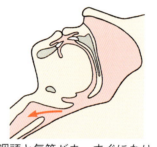

咽頭と気管がまっすぐになり、食塊が気管に入り込みやすい。

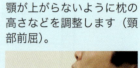

顎が上がらないように枕の高さなどを調整します（頸部前屈）。

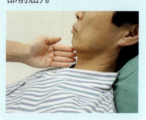
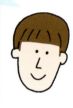

> ここも注意！

睡眠中の体位

食事中だけでなく、睡眠中にも誤嚥を予防する体位調整が重要です。仰臥位で寝ているとき、無意識のうちに唾液が気管に流れ込んでも、咳き込みやむせなどの反射がみられないことがあります（不顕性誤嚥→p.36）。

よい例

頸部が安定するように、隙間なく枕やクッションを使用する。
あるいは側臥位とすることで唾液誤嚥を予防できる（できれば側臥位のほうがよい）。

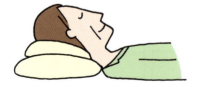

悪い例

頸部が後屈すると、気道確保と近い姿勢になり、誤嚥しやすくなる。

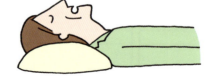

❸ 食事前の確認ポイント

Point 5　食形態を調整する

機能に応じた食形態を選択します（→p.151）。

Point 6　食具を選定する

一口量が多くならないよう、スプーンホールが浅くて食物全体が舌の中央に入るくらいの小さめのスプーンを用意しましょう。介助で摂取している場合は、柄の長いものを使うとスプーン操作がしやすくなります。

自力で摂取している場合は、柄が太くて持ちやすいスプーンやフォーク、ばね付きの箸、底に傾斜があり少し深めのすくいやすい皿など、工夫された食具・食器もあります。

● 皿類の例

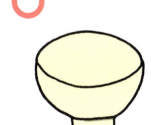

側面に角度があり、立ち上がりがあるものが安定してよい。

● 箸の例

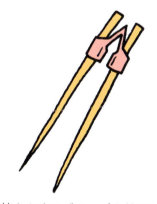

持ちやすいグリップを付ける（ばね付きの箸）など、状態に合わせて工夫する。

● **スプーンの例**

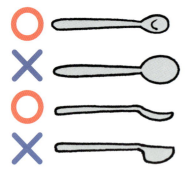

一口量の調整を行うため、小さく・薄く・平たい（浅い）ものがよい。

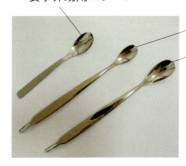

emリードスプーン
・食べる機能を引き出すための食事介助用スプーン

Kスプーン
K＋スプーン
・嚥下障害患者に適切な形状で、自力摂取や食事介助など総合的に考慮されたスプーン
・柄の先端で、K-pointを刺激する。

自力摂取に向けてグリップなども活用しましょう。

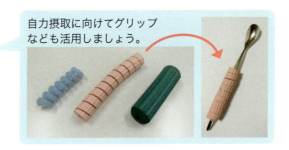

● **コップの例**

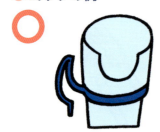

U字にカットしてあるので、傾けても鼻に当たらず、上を向かずに飲むことができる。

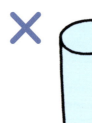

通常のコップの場合、飲むときに上を向き、誤嚥しやすい。

● **すべり止めマットの例**

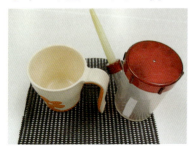

・ホームセンターや100円均一ショップなどで購入できる。
・必要に応じてカットできる。

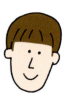

状況に合わせて、すべり止めマットも活用しましょう。

❹ 摂食訓練（直接訓練）・食事介助のコツ

Point 1 食膳の位置を調整する

食物を見て（視覚）、においを嗅いで（嗅覚）、触れる（触覚）などの感覚情報を活用して食物認知を高められるよう、本人の正面に食膳を置くようにします。半側空間無視がある場合は、非麻痺側を壁にしたり、カーテンで仕切るなど情報の狭小化を図り、最初は非麻痺側へ食物を配置し、徐々に無視側へ食物を配置するようにして視覚や聴覚で誘導します（→p.88）。

● 食膳は本人の正面に置く

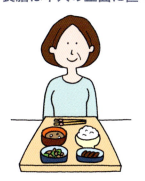

Point 2 動作を誘導する

食具を本人に把持してもらい、手を添えて口へ運ぶ動作を誘導します。失行などにより開口困難がある場合や、食物認知を高める場合に有効です。

● 食具がうまく使えない場合

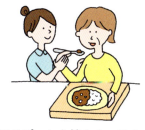

手を添えてスプーンを持たせ、口まで運ぶことにより摂食嚥下の一連の動作を意識化できる。

Point 3 一口量を調整する

一度の嚥下で飲み込めるくらいの一口量とします。

❹ 摂食訓練（直接訓練）・食事介助のコツ

Point 4　摂食ペースを調整する

　介助で摂食する場合は、嚥下を確認してから次の一口を口へ運びます。ただし、食物認知や開口が困難な場合、嚥下後に口唇がゆるんだらすぐに次の一口を運ぶというように、テンポよく介助したほうが有効なこともあります。

　前頭葉症状などにより口へ食物を次々と詰め込んでしまう場合や、摂食ペースが速く丸飲みになるような場合には、器を小さいものにして食べ終わってから次の器を出す、小さなスプーンや箸を使用するなど、摂食のペースを調整します。

Point 5　捕食を介助する

　正面に食膳を配置し、本人の目線の位置ですくう動作から見せて、正面で捕食できるようにします。スプーンホール全体を舌の上に乗せ、口を閉じてもらい、スプーンを引き抜きます。口唇閉鎖が不十分な場合は、上唇を指で下げ口唇閉鎖をサポートします。

● 口唇閉鎖が不十分な場合の介助方法

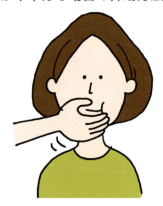

軽く口唇を支えることで食物を取り込むことができ、食塊を舌で咽頭へ送りやすくする。

● スプーンでの介助方法

 よい例

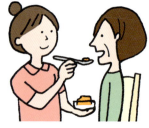

介助者は座り、患者と目線を合わせる。

 悪い例

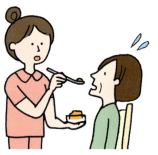

介助者が立っていると、患者は介助者を見上げて顎が上がってしまう。

❹ 摂食訓練（直接訓練）・食事介助のコツ

Point 6 嚥下代償法を実施する

摂食嚥下機能の促進や障害された機能の代償のために、以下のような対応をします。

口腔や咽頭の残留物を除去する場合には、交互嚥下や空嚥下、複数回嚥下を促します。

咽頭通過に左右差がある場合には、嚥下後の咽頭残留に対して頸部回旋を行うことで残留物を除去できます。また、嚥下前に通過しにくい側（麻痺側）へ頸部を回旋した状態で、飲食物を飲み込むことで咽頭に残留しにくくなります。

● 交互嚥下

目的 違う性質の食物を交互に嚥下することで残留物を除去する

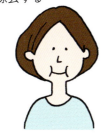
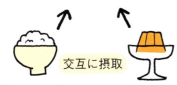
交互に摂取

ご飯やおかずを飲み込んだ後に、とろみつきのお茶やゼリーを飲み込む。

● 空嚥下

目的 食物なしで唾液を嚥下することで残留物を除去する

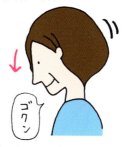

飲食物を飲み込んだ後も、のどに残っている場合に再度唾液を飲み込む。

● 複数回嚥下

目的 食物を飲み込んだ後に空嚥下を何回か行い、残留物を除去する

❶ 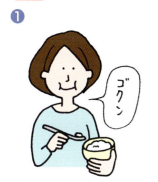　❷ 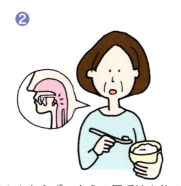　❸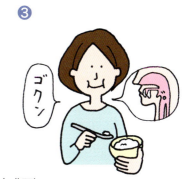

1回嚥下した後、咽頭残留感の有無にかかわらず、もう1回唾液を飲み込む（空嚥下）。

● **頸部回旋（横向き嚥下）**

目的　咽頭通過に左右差がある場合に、健側を通過させ、咽頭残留を防ぐ

方法1　嚥下前に通過の悪い側へ頸部を回旋させ、健側の咽頭を広げるようにして嚥下する

方法2　嚥下後の咽頭残留を除去する場合は、残留側と反対側に頸部を回旋させて嚥下する

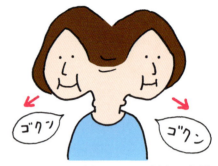

右の通過が悪く残留している場合は右側へ回旋する。

● **一側嚥下（片麻痺がある場合）**

目的　健側の咽頭通過を促し、咽頭残留による誤嚥を予防する

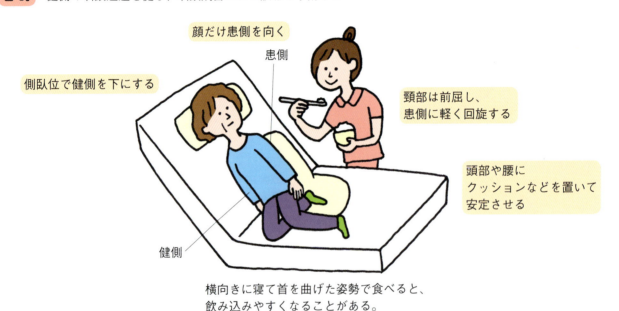

横向きに寝て首を曲げた姿勢で食べると、飲み込みやすくなることがある。

文献
1) 馬場元毅：球麻痺と偽性球麻痺．馬場元毅，鎌倉やよい編，深く深く知る　脳からわかる　摂食・嚥下障害．学研メディカル秀潤社，東京，2013：48-51．
2) 巨島文子：脳血管障害患者．藤島一郎編，ナースのための摂食・嚥下障害ガイドブック．中央法規，東京，2006：246-249．
3) 藤島一郎：脳卒中の摂食・嚥下障害　第2版．医歯薬出版，東京，2006：4-8．
4) 小山珠美：食べることの意義と全身活動との関係．小山珠美，芳村直美監修，実践で身につく！摂食・嚥下障害へのアプローチ．学研メディカル秀潤社，東京，2012：6-9．
5) 馬場元毅：摂食の解剖と神経生理．馬場元毅，鎌倉やよい編，深く深く知る　脳からわかる　摂食・嚥下障害．学研メディカル秀潤社，東京，2013：14-24．
6) 白坂誉子：「食べる」を支える介助のコツと注意点．武原格編，ケアプランに活かす嚥下障害イラストブック．三輪書店，東京，2015：72-76．
7) 藤島一郎，谷口洋，藤森まり子，他編：Q&A形式と症例でわかる！摂食・嚥下障害ケア．羊土社，東京，2013．
8) 日本摂食嚥下リハビリテーション学会医療検討委員会：訓練法のまとめ（2014年版）．日摂食嚥下リハ会誌 2014；18（1）：55-89．

Part 5

食形態の選択
おいしく安全に食べるために

　口から食べることは、活力の源であり、人としての尊厳です。そのため、多職種と協働し、食形態や一口量の調整など口から安全に食べるための支援を行うことは、栄養状態の改善だけでなく、生活の質（QOL）の向上のためにも重要です。

　摂食嚥下障害のある患者は、食べることの障害により毎日の食事や水分さえ自由に口から摂取することが困難となり、誤嚥や窒息といった生命を脅かすリスクと常に隣り合わせにあります。安全に口から食べるためには、必要な栄養を補給しながら、その病態に応じた適切な食形態の提供が求められます。

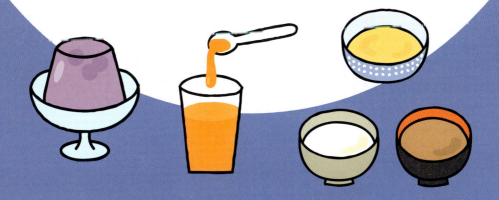

❶ 食形態の選択基準

Point 1 飲み込みやすい食品と飲み込みにくい食品がある

「飲み込みやすい食品」として、密度が均一で、サラサラな液体より適度な粘性があり、口腔や咽頭でバラバラになりにくく、咽頭通過時に変形性があり付着性の少ない食品が適しています。

「飲み込みにくい食品」としては、サラサラした液体、口腔内でバラバラになりまとまりにくい食品、水分が少なくパサパサした食品などがあります。

● 飲み込みやすい食品の条件

密度が均一である	適当な粘度があってバラバラになりにくい
口腔や咽頭を通過するときに変形しやすい	べたつかず粘膜に付着しにくい

● 飲み込みやすい食品の例

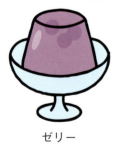
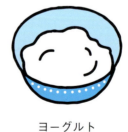
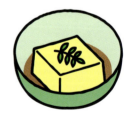

ゼリー　　おかゆ　　ヨーグルト　　卵豆腐

※おかゆは重湯が多いとむせにつながり、危険なことがある。

「やわらかい」だけでなく、「まとまりやすさ」が大切です。

● 飲み込みにくい食品の例

サラサラした液体

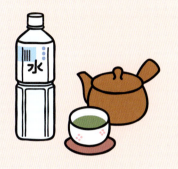

水・お茶・ジュース、味噌汁など

口腔内でバラバラになり、まとまりにくい食品

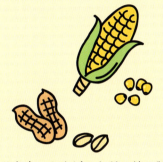

ひき肉、かまぼこなどの練り製品、ひじき、ピーナッツ、トウモロコシなど

水分が少なくパサパサした食品

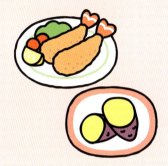

焼き魚、じゃこ、ゆで卵、ふかし芋、揚げ物、おからなど

口腔内や咽頭にはりつきやすい食品

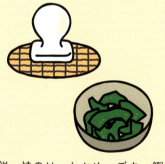

餅、焼のり、わかめ、ごま、鰹節、パン、蒸しパン、カステラ、ウエハースなど

水分と固形物に分かれる食品

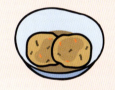
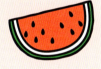

高野豆腐、がんもどきの煮物、スイカ、梨など

酸味の強い食品

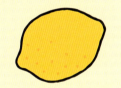

酢の物、かんきつ類、梅干しなど

嚥下障害がある人は、「サラサラ」「バラバラ」「パサパサ」した食品は避けましょう。

❶ 食形態の選択基準

Point 2 段階的に食形態をアップしていく

　安全に口から食べるためには、必要な栄養を補給しながら、嚥下の5期モデル（→p.14）の、どの段階にどのような障害があるのかをアセスメントし、その病態に応じた食形態の提供が必要です。

　それぞれの患者の病態に応じて、食形態を段階的に上げていく訓練を段階的摂食訓練といいます。難易度の低い食品を摂取することから始め、徐々に難易度を高めていくことによって最終的には常食の摂取をめざしていくものです。食形態に加え、代償的方法の姿勢調整や摂取方法、一口量などを段階的に変更していきます。

● 段階的摂食訓練の考え方

Step1 ● 食形態の難易度を上げる

Step2 ● 食事摂取量を増加させる

Step3 ● 食事摂取頻度を増加させる

［食形態アップのめやす］
- 摂取時間が30分以内で「7割以上摂取」が3食続く場合
- 呼吸器感染症による発熱がない
- 呼吸状態の変化がない（呼吸音、喀痰の量、咳嗽など）

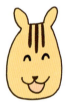

まず食形態と量を向上させ、次に回数を段階的に上げていきます！

 もっと知りたい！

複数を同時に変更しない

　食形態と量は、それぞれ患者の病態や嚥下状態によって選択していきますが、段階を飛ばした食形態のアップは望ましくありません。

　コツは、食形態や量など複数を同時に変更しないことです。条件を1つずつ変更していくと、トラブルが起こったときにも原因がわかりやすく、すばやい対応が可能となります。

● 嚥下調整食の種類とレベル

嚥下調整食には、摂食嚥下障害の重症度に応じて最も難易度の低いゼリー、とろみ水から、ゼリー・ムース食、ミキサー・ペースト食、ソフト食、軟菜食など、段階的にレベルがある。

ここもポイント！

きざみ食は危険

嚥下障害がある人にとって、「きざみ食」は口の中でばらけ、むせの原因になります。とろみのある、あんやソースを添えるなどの工夫が必要です。

 高

ソフト食（→p.158）

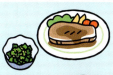

歯茎でも押しつぶせる程度のやわらかさの食形態

ミキサー・ペースト食（→p.158）

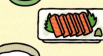

ピューレ状にした粒の残らない食形態

とろみ水（→p.156）

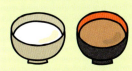

タンパク質含有量の少ないお茶などの水ものに、原則的に中間または濃いとろみをつけたもの

ゼリー（→p.154）

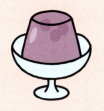

粘膜への付着性が低く、一塊にまとまる性質にすぐれている。離水が少なく、少量ずつすくって丸飲み可能なゼリーから訓練を開始する

一般的に私たちがとる食事は、普通食（常食）と呼ばれます。
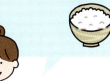

難易度

低

難易度の低いレベルから開始 → 徐々にレベルをアップ

Part 5 食形態の選択

咀嚼機能や嚥下機能の低下した患者の嚥下調整食の基準には、食品の硬さ、凝集性、付着性を評価し作成された「嚥下食ピラミッド」や「えん下困難者用食品許可基準（厚生労働省）」などがあります。しかし、地域や施設ごとに嚥下食の名称や段階が混在しており、在宅や転院先などでどのような食形態の食事を提供したらよいか迷う場合も少なくありません。

そこで、日本摂食嚥下リハビリテーション学会によ

● 嚥下調整食品のレベル分類のめやす

コードと名称	形態と目的	必要な咀嚼能力
コード0 嚥下訓練食品 （ゼリーなど）	**コード0j** ・均質で付着性・凝集性、硬さに配慮したゼリー。離水が少なく、スライス状にすくうことができる ・丸飲み可能。口腔内に残留しても容易に吸引できる **コード0t** ・均質で、付着性・凝集性、硬さに配慮したとろみ水（原則的に中間または濃いとろみ） ・少量ずつ飲むことを想定	若干の送り込み能力が必要
コード1 嚥下調整食1 （ゼリー食など）	**コード1j** ・均質で、付着性・凝集性、硬さ、離水に配慮したゼリー・プリン・ムース状のもの ・口腔外ですでに適切な食塊になっている。少量をすくって丸飲み可能	若干の食塊保持と送り込み能力が必要
コード2 嚥下調整食2 （ミキサー・ペースト食など）	**コード2-1** ・ピューレ・ペースト・ミキサー食など、均質で滑らかで、べとつかず、まとまりやすいもの。スプーンですくって食べることが可能なもの ・口腔内で簡単に食塊になるもの **コード2-2** ・ピューレ・ペースト・ミキサー食などで、べたつかず、まとまりやすいもので不均質なものを含む。スプーンですくって食べることが可能なもの ・やわらかい粒状のものが含まれる	下顎と舌の運動による食塊形成能力および食塊保持力が必要
コード3 嚥下調整食3 （ソフト食など）	・形はあるが、歯がなくても舌を使って口の中で押しつぶしが容易で、食塊形成や送り込みも容易 ・咽頭でばらけずに嚥下しやすいよう配慮されたもの。多量の離水がない	舌と口蓋間の押しつぶし能力以上が必要
コード4 嚥下調整食4 （軟菜食など）	・硬さ、ばらけやすさ、はりつきやすさなどがないもの。箸やスプーンで切れるやわらかさ ・歯がなくても歯茎で押しつぶしたり、すりつぶしたりできる	上下の歯茎による押しつぶし能力が必要

日本摂食嚥下リハビリテーション学会医療検討委員会：日本摂食嚥下リハビリテーション学会嚥下調整食分類2013．日摂食嚥下リハ会誌 2013；17(3)：255-267．より改変して転載

り、医療および福祉関係者が共通して使用できる嚥下調整食の基準・名称の統一として「嚥下調整食学会分類2013」が発表されました。他の分類との互換性も示されているため、食形態や市販の商品を選択する際に、参考となります。コード分類されており、コード0（嚥下訓練食品）～コード4（嚥下調整食品）まで5段階あります。難易度が低いコード0より開始し、段階的に難易度が上がっていきます。

学会分類2013	他分類				
	嚥下食ピラミッド	特別用途食品	UDF	スマイルケア食	
0j	L0（開始食）	許可基準Ⅰ	−	ゼリー状 0	重症 ↑
0t	L3の一部（とろみ水）	−	−	ゼリー状 0	
1j	L1・L2（嚥下食Ⅰ・Ⅱ）	許可基準Ⅱ	区分4 かまなくてよい	ムース状 1	
2-1	L3（嚥下食Ⅲ）	許可基準Ⅱ 許可基準Ⅲ	区分4 かまなくてよい	ペースト状 2	嚥下障害の程度
2-2	L3（嚥下食Ⅲ）	許可基準Ⅱ 許可基準Ⅲ	区分4 かまなくてよい	かまなくてよい 2	
3	L4（移行食）	−	区分3 舌でつぶせる	舌でつぶせる 3	
4	L4（移行食）	−	区分2 歯ぐきでつぶせる / 区分1 容易にかめる	歯ぐきでつぶせる 4	↓ 軽症

❷ 食形態の種類と特徴

Point 1 ゼリー
→嚥下しやすい食品の条件を満たす

　ゼラチンゼリーは、嚥下しやすい食品の条件を満たしており、口腔や咽頭を滑らかに通過し、残留しにくいため嚥下に適しています。

　まず開始食としてゼラチンゼリーから始め、咀嚼・嚥下機能に応じて段階的に食形態の難易度を上げていきます。また、残留物をクリアする目的で行う交互嚥下（→p.145）にもゼラチンゼリーが適しています。

● ゼラチンゼリー使用時の注意点

- 提供する直前まで冷凍庫に入れておく。
- 口にため込んだまま動きが止まってしまう患者では、口の中で液状に変化し、むせやすい形態に変化してしまう。
- かき混ぜて砕いたり、長時間常温に置いておくと、溶けて液状に近くなり、むせやすい食品に変化してしまう。

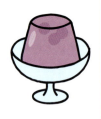

ゼリーがよいなら寒天でもよいの？

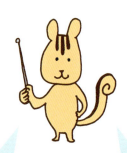

寒天製のゼリーは硬く、咀嚼できても口腔内でバラつきまとまりにくいため嚥下には適していません。

咀嚼や嚥下能力の低下した人向けの飲むゼリーも市販されていますが、商品によっては最初から砕けているため口腔内でまとまりにくく、舌の機能が低下している患者などには適していない場合があります。

 ここに注意！

ゼラチンの溶解温度

　嚥下食に最適なゼリーですが、ゼラチンは室温（20〜30℃）で溶解するため、口に取り込んだときに体温で表面が溶け、滑りがよくなりのどごしのよい食物に仕上がります。

　しかし、先行期に問題があり口腔内にゼリーをため込んだりする場合には、口腔内でゼリーが溶け液体になってしまうため注意が必要です。また、ゼラチンは凝固温度が10〜20℃で、温かい食品には使えませんが、とろみ調整食品としてのゲル化剤を使用すると、温かくかつゼラチンゲルに近い物性に整えることが可能です。

● ゼリーのすくい方

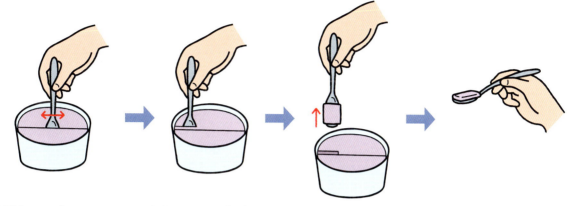

薄く平たいスプーンで、ゼリーを厚さ3mm程度（2〜3g程度）のスライス状にすくう。

小島千枝子，北条京子，前田広士，他：摂食・嚥下訓練の実際．嚥下障害ポケットマニュアル 第3版，医歯薬出版，東京，2011：119．より改変して転載

※食塊形成が困難な患者や、咀嚼嚥下による誤嚥がみられる患者の場合は、ゼリーを噛まずに丸飲みするように訓練を行う（スライス型ゼリー丸飲み法）。

もっと知りたい！

薬の飲み方の工夫

 悪い例

錠剤をゼリーの上に乗せる	ごはんやおかゆの上に乗せる
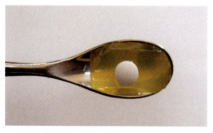	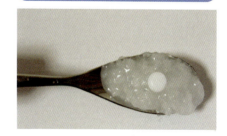
口腔内残留や咽頭残留の危険性がある。	薬のせいで食べられなくなってしまうこともある。

 よい例

服薬用ゼリーを使用する場合	ゼリーを使用する場合
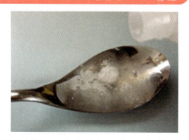	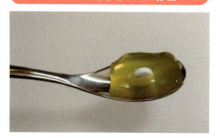
錠剤をゼリーでくるむようにする。	錠剤をゼリーの中に埋め込むようにする。

❷ 食形態の種類と特徴

Point 2 とろみ水
→液体に粘度をつけ、誤嚥を防ぐ

　摂食嚥下障害のある患者にとって、水のように粘度の低い液体は、咽頭の通過スピードが速いため最も飲み込みにくく、誤嚥しやすい形態です。そのため、とろみ調整食品などを活用し、液体に粘度（とろみ）をつけることで誤嚥を防ぎ飲みやすくします。

　とろみ調整食品は、主原料によって「デンプン系」「グアーガム系」「キサンタンガム系」の3タイプに大きく分類されます。とろみ調整食品の種類や、液体の種類、温度によって、粘度のつき方は異なります。それぞれの製品の特徴を知り、使用量やとろみをつける時間などを調節することが大切です。

　症状に応じて適した粘度は異なります。粘度が高すぎると付着性が増し、口腔や咽頭に残留して誤嚥や窒息などにつながる危険性もあるので、注意が必要です。

なぜ"とろみ"をつけると、むせにくくなるの？

嚥下反射や嚥下運動が障害されていると、動きの速い水は喉頭閉鎖のタイミングが間に合わず、誤嚥の原因となります。

そのため、サラサラした液体にとろみをつけることで、咽頭の通過スピードが遅くなり、飲みやすくなります。

片栗粉で"とろみ"をつけてはダメ？

片栗粉は煮立てることが必要であり、時間・温度変化により離水してしまうため、とろみづけには不適切です。

一方、とろみ調整食品は、冷たくても熱くても食品の温度に関係なく、簡単にとろみづけできます。

● とろみ調整食品の主原料による分類

分類	特徴
デンプン系	・すばやく粘度がつくが、添加量が多く必要 ・ヨーグルト状では飲みやすいが、ムース状など型抜きできるくらいになるとべたつき感が出る
グアーガム系	・添加物が少なくても粘度がつくが、粘度が安定するまでに多少時間がかかる ・牛乳でもしっかりと粘度がつく ・グアーガムの豆臭さが多少ある
キサンタンガム系 **現在の主流はコレ！**	・透明性にすぐれ、無臭で付着性が低い ・べたつきが少なく、添加してから粘度が安定するまでの時間が短い ・牛乳・濃厚流動食に対して粘度がつきにくいとされてきたが、現在は、各メーカーによって改良された製品が発売されている

大越ひろ：栄養摂取方法 増粘剤（トロミ調整剤）の適切な使用方法. E. 藤谷順子編, 摂食・嚥下障害リハビリテーション実践マニュアル. Monthly Book Medical Rehabilitation 2005；57（増刊号）：134. より改変して転載

● とろみのつけ方

1. あらかじめ、コップ、スプーン、とろみ調整食品を準備しておく。
2. お茶などに、とろみ調整食品を加える。
3. ダマにならないように短時間でかき混ぜ、粘性が増す継時的変化にも注意する。

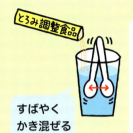

すばやくかき混ぜること！

ポイント
- 常に同じ粘度（とろみ）になるよう濃度（％）を決め、同じコップ、同じスプーンを使用する。
- 粘度が安定するまでに仕上がる時間（2～3分ほど）を待つ。
- 小さな泡だて器などを使うとダマになりにくく、混ぜやすい。
- 牛乳などはとろみがつきにくいので、とろみ調整食品の入れすぎには注意する。
- 一度作成したら、とろみ調整食品を追加しない（ダマになる）。

牛乳や流動食など専用のとろみ調整食品もあります。

● とろみ早見表

	段階1：薄いとろみ	段階2：中間のとろみ	段階3：濃いとろみ
英語表記	Mildly thick	Moderately thick	Extremely thick
性状の説明（飲んだとき）	・「drink」するという表現が適切なとろみの程度 ・口に入れると口腔内に広がる液体の種類・味・温度によっては、とろみがついていることもあまり気にならない場合もある ・飲み込む際に、大きな力を要しない ・ストローで容易に吸うことができる	・明らかにとろみがあることを感じ、かつ「drink」するという表現が適切なとろみの程度 ・口腔内での動態はゆっくりですぐには広がらない ・舌の上でまとまりやすい ・ストローで吸うのは抵抗がある	・明らかにとろみがついていて、まとまりがよい ・送り込むのに力が必要 ・スプーンで「eat」するという表現が適切なとろみの程度 ・ストローで吸うことは困難
性状の説明（見たとき）	・スプーンを傾けるとすっと流れ落ちる ・フォークの歯の間からすばやく流れ落ちる ・カップを傾け、流れ出た後には、うっすらと跡が残る程度の付着	・スプーンを傾けるととろとろと流れる ・フォークの歯の間からゆっくりと流れ落ちる ・カップを傾け、流れ出た後には、全体にコーティングしたように付着	・スプーンを傾けても、形状がある程度保たれ、流れにくい ・フォークの歯の間から流れ出ない ・カップを傾けても流れ出ない（ゆっくりと塊となって落ちる）
粘度（mPas）	50～150	150～300	300～500
LST値（mm）	36～43	32～36	30～32

日本摂食嚥下リハビリテーション学会医療検討委員会：日本摂食嚥下リハビリテーション学会嚥下調整食分類2013．日摂食嚥下リハ会誌 2013；17(3)：255-267．より改変して転載

❷ 食形態の種類と特徴

Point 3 ミキサー・ペースト食→滑らかで、べとつかず、まとまりがよい

　口唇での保持が可能となると、栄養面でもすぐれるミキサー・ペースト食へ移行していきます。
　ミキサー・ペースト食は、咽頭での残留や誤嚥をしにくいように粘度を調整したものです。口腔内の簡単な操作で食塊状となる形態のため、下顎と舌の運動による食塊形成能力や食塊形成保持能力が必要となります。
　在宅に向けた指導として、家庭用のミキサーは回転数も少なく扱いが困難なものもあり、ミルやブレンダーのようなものなどの使用も併せて指導していきます。

● ミキサーにかけるときのポイント

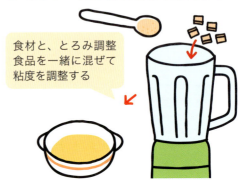

食材と、とろみ調整食品を一緒に混ぜて粘度を調整する

Point 4 ソフト食→形があり、やわらかく、バラつきがなく、口の中でまとまる

　ソフト食は形があり、やわらかいだけでなく、バラつきがなく口の中でまとまりのある食形態です。形態として舌と口蓋で押しつぶしが可能なもので、押しつぶしや送り込みの口腔操作を要するので、舌と口蓋間の押しつぶし能力以上の咀嚼能力も必要となります。咀嚼や舌による押しつぶしが可能となると、ソフト食へ移行していきます。
　ソフト食の特徴[5]は、「舌で押しつぶせる硬さである」「形がある」「口腔から咽頭への移送が容易である」という3点が挙げられます。ソフト食はミキサー・ペースト食より、見た目もよく「食べる楽しみ」も増し、バランスがよく栄養面でもすぐれています。そのため、栄養状態の改善にもつながります。やわらかい食材を選び、油脂や水分、つなぎをうまく活用し、のどの滑りやまとまりをよくします。

● ソフト食のテクニックの特徴

・かたい食材
・バラつきやすい食材
→
・すり身状、ミンチ状
・裏ごす
→
つなぎを加える
→
再形成して加熱

黒田留美子：いつもの材料でつくるソフト食 高齢者メニュー50．鉱脈社，宮崎，2007：109．より引用

[例：魚の煮こごり]
❶魚を蒸す。
❷調味液と固める増粘剤を加えてミキサーにかける。
❸型に流し入れて固める。
❹必要に応じて、あんをかける。

● 嚥下調整食の献立例

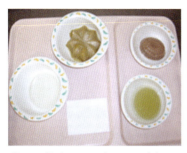

嚥下調整食1〜2（ゼリー食）

- 重湯ゼリー
- 魚煮ゼリー
- 野菜スープゼリー
- 果汁ゼリー

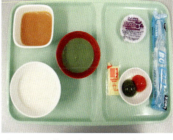

嚥下調整食2（ミキサー食）

- 全粥ミキサー
- 鶏肉治部煮風
- ジャガイモ煮
- トマト・ブロッコリーサラダのゼリー
- ゼリー（ラクーナ飲むゼリー）
- ゼリー（アイソカルジェリー）

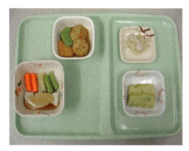

嚥下調整食3（ソフト食）

- 太刀魚甘酢かけ
- 湯葉ひろうずと野菜含め煮
- 白菜ピーナッツ和え
- かに卵焼き

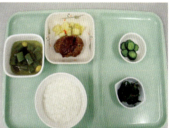

嚥下調整食4（軟菜食）

- 全粥
- ハンバーグ
- ポテトソテー
- ふきの含め煮
- ほうれん草お浸し
- きゅうりぬか漬け

ここもポイント！

手間を省く工夫

ソフト食は、蒸し器や圧力鍋、電子レンジ、フードプロセッサーやミキサーなどの調理道具をうまく活用することで、在宅でも簡単につくることが可能です。

また、「ユニバーサルデザインフード区分」（→p.153）や「えん下困難者用食品（消費者庁許可）」など市販されているレトルト食品やペースト類をじょうずに活用するとよいでしょう。

文献

1) 向井美惠，鎌倉やよい編：Nursing Mook20 摂食・嚥下障害の理解とケア．学研メディカル秀潤社，東京，2003：92．
2) 藤谷順子監修：改訂版 図解かみにくい・飲み込みにくい人の食事．主婦と生活社，東京，2014：140．
3) 日本摂食・嚥下リハビリテーション学会編：日本摂食・嚥下リハビリテーション学会e-ラーニング対応 第5分野 摂食・嚥下障害患者の栄養．医歯薬出版，東京，2011：73．
4) 才藤栄一，向井美惠監修：摂食・嚥下リハビリテーション第2版．医歯薬出版，東京，2007：244-245．
5) 大越ひろ：栄養摂取方法 増粘剤（トロミ調整剤）の適切な使用方法．E．藤谷順子編，摂食・嚥下障害リハビリテーション実践マニュアル 増刊号．Monthly Book Medical Rehabilitation 2005；57：132-139．
6) 黒田留美子：いつもの材料でつくるソフト食 高齢者メニュー50．鉱脈社，宮崎，2006：109．
7) 日本摂食・嚥下リハビリテーション学会編：日本摂食・嚥下リハビリテーション学会e-ラーニング対応 第4分野 摂食・嚥下リハビリテーションの介入Ⅱ 直接訓練・食事介助・外科治療．医歯薬出版，東京，2011：7-13．
8) 金谷節子：ベッドサイドから在宅で使える嚥下食のすべて．医歯薬出版，東京，2006．
9) 河原和枝，太田弘子：栄養摂取方法 嚥下障害食．Monthly Book MEDICAL REHABILITATION 2005；57：123-131．

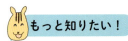 **もっと知りたい！**

スマイルケア食

商品にスマイルケア食識別マークが表示され、フローチャート図を見ながら自身の食べる機能の状態に合わせた商品をコンビニエンスストアやスーパーなどで購入できます。

● **スマイルケア食の選び方**

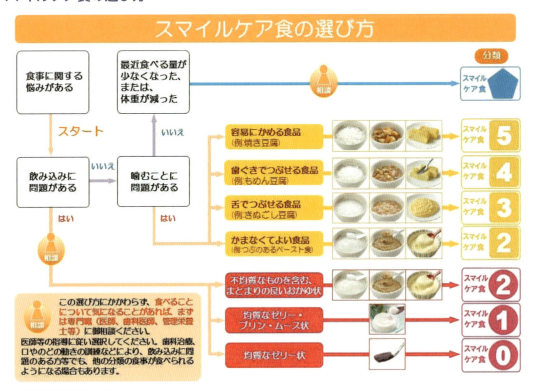

スマイルケア食識別マーク
青：噛むこと・飲み込むことに問題はないものの、健康維持上栄養補給が必要な人向けの食品
黄：噛むことが難しい人向けの食品
赤：飲むことが難しい人向けの食品
※規格に適合するものとして格付の表示（JASマーク）が付された商品に「黄」マークを表示
※特別用途食品の表示許可されている商品に「赤」マークを表示

農林水産省ホームページより　http://www.maff.go.jp/j/shokusan/seizo/kaigo.html（2017.08.22. アクセス）

摂食嚥下ケアでおさえておきたい用語集

	用語	解説	主な掲載頁
あ	アイスマッサージ	凍らせた綿棒に水をつけ、前口蓋弓のみならず、舌後半部や舌根部、軟口蓋や咽頭後壁の粘膜面を軽くなぜたり、押したりし、マッサージ効果により嚥下反射を誘発する方法。基礎的な嚥下訓練としてだけでなく、食前の準備や食事中の嚥下反射誘発の手技としても用いる。	114
い	息こらえ嚥下	意識的に息をこらえることにより、嚥下運動直前から嚥下運動中に気道を閉鎖し、嚥下中の誤嚥や気管に入り込んだ飲食物を喀出する効果がある。基礎訓練として実施する場合には、嚥下と呼吸のパターン訓練となる。	133
	一側嚥下	健側傾斜姿勢と頸部回旋姿勢を併用することにより食道入口部の通過障害を改善させる方法。頭部と体幹を健側に傾斜させると同時に頭頸部を患側に回旋させる。	146
	咽頭残留	嚥下後、喉頭蓋谷や梨状陥凹に食塊が残留すること。	23
え	嚥下	食塊を口腔から胃まで送り込む一連の動作。	11
	嚥下おでこ体操	嚥下に関する筋力の増強法として、患者自身でできる訓練法。額に手を当てて自身で抵抗を加え、おへそをのぞき込むように頭頸部を屈曲する方法。頭部挙上訓練のように、嚥下関連筋群を強化し食道入口部の開大を図る訓練の1つ。	132
	嚥下機能獲得期	摂食嚥下機能発達の第2段階で、経口摂取準備期の次の段階。探索反射や吸啜反射などの原始反射から、下唇の内転や舌尖の固定、舌の蠕動様運動での食塊移送によって随意的な哺乳運動が可能となる。	44
	嚥下機能改善手術	音声機能や呼吸機能を保ちながら嚥下機能を回復する手術のこと。術式は、輪状咽頭筋切除術・切断術、喉頭挙上術、喉頭形成術などがある。	116
	嚥下性無呼吸	嚥下反射中に呼吸が一時抑制される。	38

	用語	解説	主な掲載頁
え	嚥下造影検査（VF） videofluoroscopic examination of swallowing	X線透視により口腔咽頭の動きや食塊の動きを観察することで、嚥下機能を診断する検査。診断的・治療的検査の2つの目的がある。	31
	嚥下前誤嚥	嚥下しようとする前に誤嚥する現象。	36
	嚥下中誤嚥	嚥下しているときに誤嚥する現象。	36
	嚥下後誤嚥	嚥下した後の吸気時に誤嚥する現象。	36
	嚥下体操	摂食前の準備体操や、基礎訓練として行う。全身や頸部の嚥下筋のリラクセーションになる。	134
	嚥下調整食	咀嚼嚥下機能の低下した患者用に調整された食事。	151

	用語	解説	主な掲載頁
え	嚥下内視鏡検査 (VE) videoendoscopic examination of swallowing	ファイバースコープで、安静時、嚥下時の咽頭・喉頭を観察し評価する。検査ユニットが小さいため、ベッドサイドで普段の食事摂取の評価が可能。	30
	嚥下の意識化	嚥下を意識化することで嚥下運動を確実にし、誤嚥や咽頭残留を減らす目的で行う。嚥下のタイミングがずれて誤嚥しやすい患者や液体でむせる場合などに有効である。	137
お	押しつぶし機能獲得期	摂食機能発達の第4段階で、捕食機能獲得期の次の段階。捕食した食物を舌の上下運動により口蓋で押しつぶすことが可能となる。その際、口角は左右同時に伸縮する。	45
か	咳嗽訓練	随意的な咳嗽を行うことで、誤嚥物の排出能力を向上させる訓練。	133
	改訂水飲みテスト (MWST) modified water swallowing test	摂食嚥下障害のスクリーニングテストの1つ。冷水3mLを嚥下させて誤嚥の有無を判定するテスト。嚥下運動およびそのプロフィールより咽頭期障害を評価する。	28
	仮性球麻痺	→p.164「偽性球麻痺」参照	74, 79
	カーテン徴候	迷走神経麻痺（障害）でみられる。「アー」と発声時に咽頭後壁と口蓋垂が健側に引かれる現象で、その動きがあたかもカーテンを引いたような動きに似ていることから「カーテン徴候」と呼ばれる。	34, 77
	間欠的経管栄養法 (IC) intermittent catheterization	持続的に栄養チューブを留置せず、間欠的に経口から栄養チューブを挿入し、栄養剤を注入後にチューブを抜去する方法。	78
	間接訓練	→p.164「基礎訓練」参照	122, 123
	観念運動失行	高次脳機能障害の症状の1つ。習慣動作や物品使用動作の模倣の障害。	86

	用語	解説	主な掲載頁
か	観念失行	高次脳機能障害の症状の1つ。日常使い慣れた物品使用の障害。	86
き	基礎訓練	食物を用いないで行う嚥下訓練。食物を用いないため、誤嚥や窒息のリスクが少ない。	122, 123
	偽性（仮性）球麻痺	脳血管疾患に生じる嚥下障害は、障害部位によって球麻痺と偽性（仮性）球麻痺に分けられる。偽性球麻痺（仮性球麻痺）は、嚥下中枢に対する上位運動性ニューロンの両側損傷によって起こる。主な症状は嚥下障害と構音障害で、嚥下関連筋の協調性の低下と筋力の低下などがみられる。球麻痺との違いは嚥下反射が保たれている点であるが、偽性球麻痺（仮性球麻痺）では病変の部位によって随伴症状に違いが生じる。	79
	球麻痺	脳血管疾患に生じる嚥下障害は、障害部位によって球麻痺と偽性（仮性）球麻痺に分けられる。球麻痺は、延髄の嚥下中枢が損傷されて生じる運動麻痺のこと。中心症状は嚥下障害と構音障害で、嚥下筋の萎縮がみられる。代表的な疾患は、ワレンベルグ（Wallenberg）症候群である。	76
く	口すぼめ呼吸	鼻から吸気し、口をすぼめてゆっくりと呼気する呼吸法。吸気：呼気の比率は1：2～3とする。軟口蓋の筋力や鼻咽腔および口唇の機能強化、呼吸コントロールなどの効果がある。	133
け	頸部可動域訓練	頸部の拘縮予防および改善と頸部周囲筋のリラクセーションを目的に行う。脳血管疾患、神経筋疾患、頭頸部がん術後などで頸部可動域制限を認める症例や、頸部可動域制限が生じる危険性がある症例が対象となる。	124
	頸部回旋	頸部回旋により、回旋側の梨状陥凹は狭くなり、非回旋側の梨状陥凹は広くなるため、食塊を咽頭の非回旋側へ誘導し、誤嚥の防止や咽頭残留を軽減する目的で行う。頸部回旋は目的別に2通りに分類される。嚥下前頸部回旋は嚥下前から頸部を回旋し、非回旋側の梨状陥凹に食塊を誘導し誤嚥や咽頭残留を防止する。嚥下後頸部回旋は、非残留側に頸部を回旋し空嚥下を行い、嚥下後の梨状陥凹の食塊残留を除去する。	146

	用語	解説		主な掲載頁
け	頸部前屈（屈曲）	直接訓練や摂食時の誤嚥防止や誤嚥を軽減する方法。下を向くように下位頸椎を屈曲させることで、咽頭腔が広がり、咽頭腔の入り口を狭める。嚥下前誤嚥のある症例などに適している。		140
	頸部伸展	頸部を伸展させ、食塊の送り込み運動を代償する方法。特に口腔期の食塊の送り込み障害には重力を利用し食塊の移送を促進するなど有効であるが、咽頭期では誤嚥を増悪させるリスクが高いため、対象は舌がん術後や舌に重度運動麻痺がある患者のうち認知機能の保たれた症例などに比較的限定される。		114
	頸部聴診法	聴診器を甲状軟骨の側面にあて、呼吸音および嚥下音を聴診する方法。湿性音や液体振動音があれば、喉頭前庭・梨状陥凹に唾液や食物残渣が残留している可能性がある。		29
	K-point刺激法	臼後三角後縁のやや後方の内側に健常者では特別に敏感に感じるポイントを刺激すること。K-pointを刺激することで、開口反射や嚥下反射を誘発する。仮性球麻痺症例には有効であるが、延髄の脳神経核が損傷されている球麻痺症例では、開口や嚥下反射は誘発されない。		131
こ	構音訓練	構音を訓練することで、摂食嚥下運動に関与する口唇や舌の運動障害の改善を図る。		128
	構音障害	声帯、舌、下顎、口唇、口蓋が協調運動してさまざまな音を産生できるが、口唇や舌、鼻咽腔などの口腔機能の障害により、不明瞭な発語（構音）となる。		74
	口腔顔面失行	高次脳機能障害の症状の1つ。喉頭、咽頭、舌、口唇、頬などの諸筋群が反射的、自動的には正常に作動するが、随意的、意図的に目的とした行為を正しく遂行できない状態。		86

	用語	解説	主な掲載頁
こ	交互嚥下	異なる食形態を交互に嚥下することで、咽頭残留や口腔残留を除去する目的などで行う。	145
	高次脳機能障害	脳の器質的な病変により、言語や記憶、注意、感情のコントロールなどの知的機能がうまくはたらかなくなった状態のこと。失語・失行・失認・記憶障害・注意障害・遂行機能障害や社会的行動障害などを伴う。	84
	喉頭侵入	食物や唾液などの一部が喉頭前庭内に入り込むこと。声門を越えない。	22
	誤嚥 (aspiration)	食物や唾液などが声門下腔に侵入すること。	22, 35
	誤嚥性肺炎 (aspiration pneumonia)	誤嚥が原因と考えられる肺炎。誤嚥性肺炎の多くは、夜間の不顕性誤嚥による下気道感染症である。	37
	呼吸訓練	呼吸機能を改善させる目的の訓練。摂食嚥下障害における呼吸訓練には、口すぼめ呼吸、深呼吸、咳嗽訓練などがある。	133
さ	サブスタンスP(SP) substance P	迷走神経と舌咽神経の知覚枝の頸部神経節で合成される神経ペプチド。サブスタンスPの分泌低下は、嚥下反射および咳反射を障害し、誤嚥の原因となる。	98
	サルコペニア	加齢や疾患、活動低下、栄養不足による筋肉量低下と筋力低下であり、身体機能障害やQOLの低下を伴う。	38, 40
し	失行	運動可能であるにもかかわらず、運動や物品の使用を誤って行ったり、ぎこちなくなってしまうこと。	86
す	スライス型ゼリー丸飲み法	スライス型にしたゼリーを崩さずに丸飲みすることで、残留や誤嚥を予防する方法。スライス型にしたゼリーは、口腔・咽頭で崩れにくく、咽頭や食道入口部をスムーズに通過する。	155
せ	摂食嚥下の5期モデル	臨床的概念の摂食嚥下モデル。食物認知から捕食までの過程を、先行期(認知期)、準備期(咀嚼期)、口腔期、咽頭期、食道期の5期に分類する。	14, 123
	摂食訓練	食物を用いて行う嚥下訓練。実際に食物を用いるため基礎訓練(間接訓練)より誤嚥や窒息のリスクは高まる。安全性に配慮しながら訓練の段階を上げていく。	143
	舌接触補助床(PAP) palatal augmentation prosthesis	舌の実質欠損や運動障害により、舌と口蓋の接触が得られず、嚥下障害や構音障害をきたしている症例に対して用いる口腔内装置の1つ。軟口蓋の運動不全による、軟口蓋挙上障害や鼻咽腔閉鎖不全を補うことを目的とした軟口蓋挙上装置(palatal lift prosthesis:PLP)もある。	57

	用語	解説	主な掲載頁
そ	咀嚼	口腔内に取り込んだ食物を、歯や舌の運動で噛み砕き、唾液を混ぜ、飲み込みやすい食塊を形成する過程。	16
た	脱感作	口腔周囲や、全身または一部に感覚（主に触覚）の過敏がみられる症例に対して行う知覚過敏を除去する方法。	88
	段階的摂食訓練	摂食嚥下障害の直接訓練（摂食訓練）の方法で、食物形態を段階的に上げていく訓練。	150
ち	注意障害	高次脳機能障害の症状の1つ。ある特定のものに集中したり、ものごとを持続する、必要な刺激を選択することが難しくなる状態。	86
	直接訓練	→p.166「摂食訓練」参照	143
て	手づかみ食べ機能獲得期	摂食機能発達の第7段階で、自食準備期の次の段階。手指を使って食物を口腔内に運ぶ機能が発達する時期。	45
と	頭部挙上訓練	嚥下関連筋（舌骨上筋群など）の筋力強化を行い、喉頭の挙上運動を改善して、食道入口部の開大を図る訓練。	132
は	廃用症候群	安静などの活動性の低下から生じる二次的合併症。筋力低下・筋萎縮、関節拘縮、起立性低血圧、沈下性肺炎など、さまざまな症状を引き起こす。安静臥床や経管栄養の長期化に伴う廃用症候群は、呼吸機能や嚥下関連筋、構音器官等の廃用性機能低下をきたし、摂食嚥下障害を悪化させる要因の1つとなる。	35
	ハフィング	強制的な呼気により分泌物を上気道に移動させ、咽頭残留物の排出能力を向上させるための訓練。	133

用語集

167

	用語	解説	主な掲載頁
は	バンゲード法（筋刺激訓練法）	口唇、頬、舌の筋肉を刺激する訓練方法。主に小児患者や重症心身障害児・者に対して実施され、口、頬、舌の筋肉群の可動域改善を図る。〈一例〉	67
	反復唾液嚥下テスト（RSST） repetitive saliva swallowing test	人差し指と中指で甲状軟骨を触知して、30秒間に何回嚥下ができるかを測定する。3回未満/30秒であれば陽性とする。	27
ふ	複数回嚥下	一口につき複数回嚥下をすることで咽頭残留を除去し、誤嚥を防止する方法。	145
	不顕性誤嚥 （silent aspiration）	誤嚥したときに、咳反射やむせが起こらず誤嚥物の喀出がみられない。「むせのない誤嚥」のこと。	36
	プッシング・プリング訓練	押したり持ち上げたりといった上肢の力を入れる運動により、反射的に息こらえが起こることを利用して、声帯内転を強化して誤嚥を防止することを目的とした訓練。	132
	フードテスト（FT） food test	摂食嚥下障害のスクリーニングテストの1つ。茶さじ1杯分（約4g）のプリンを食させて評価するスクリーニング法。口腔における食塊形成能、咽頭への送り込みを評価する。嚥下後の口腔内残留を評価する点で改訂水飲みテストと異なる。	28
	プロセスモデル	食物を咀嚼したときの摂食嚥下時の動態に対する摂食嚥下モデル。液体を命令嚥下で飲むときの4期モデル（口腔準備期・口腔送り込み期・咽頭期・食道期）と異なり、捕食された食物を臼歯部へ運ぶ第1期移送（stage I transport）、咀嚼した食物を中咽頭へと送る第2期移送（stage II transport）がある。	14
ほ	捕食機能獲得期	摂食機能発達の第3段階で、嚥下機能獲得期の次の段階。顎や口唇の随意的な閉鎖や上唇での取り込みが可能となる時期。	45

	用語	解説	主な掲載頁
ほ	ホワイトアウト (white out)	嚥下内視鏡検査において、嚥下反射時には咽頭腔の収縮により視野が確保できず、白色画面になること。そのため、嚥下内視鏡検査では嚥下反射時の観察は不可能となる。	30
む	むせ	食物が気道内に侵入したり、侵入しそうになったときに起こる防御反応のこと。	22, 24
よ	横向き嚥下	→p.164「頸部回旋」参照	146
り	リクライニング位	背もたれ調整が可能なリクライニング車椅子やベッドを使用して、体幹を後方へ傾けることにより、誤嚥を防ぐ姿勢調整の1つ。30度、45度、60度、90度と病態に応じて角度を調整する。口腔内送り込みを助ける作用があるため、水分は口腔内をすばやく通過し咽頭へ流れ込み、誤嚥をまねくこともある。	137
れ	冷圧刺激法	凍らせた綿棒、舌圧子、スプーンなどを用い、前口蓋弓に冷温刺激や触圧刺激を加えることで嚥下反射を惹起させる方法。レモン水などで味覚刺激を加えることもある。	131
わ	ワレンベルグ症候群 (Wallenberg syndrome, 延髄外側症候群)	後下小脳動脈や椎骨動脈の閉塞により起こる延髄外側部脳梗塞が原因とされる。同側顔面の表在知覚鈍麻、軟口蓋咽頭片麻痺、Horner症候群、小脳失調、回転性眼振、および反対側半身の表在知覚鈍麻などを呈する。	76

文献
1) 才藤栄一, 向井美惠監修：摂食・嚥下リハビリテーション第2版. 医歯薬出版, 東京, 2007.
2) 日本摂食嚥下リハビリテーション学会医療検討委員会：訓練法のまとめ（2014版）. 日摂食嚥下リハ会誌 2014；18（1）：55-89.
3) 日本摂食・嚥下リハビリテーション学会編：日本摂食・嚥下リハビリテーション学会e-ラーニング対応 第1分野 摂食・嚥下リハビリテーションの全体像 第1版. 医歯薬出版, 東京, 2010.
4) 日本摂食・嚥下リハビリテーション学会編：日本摂食・嚥下リハビリテーション学会e-ラーニング対応 第3分野 摂食・嚥下障害患者の評価 第1版. 医歯薬出版, 東京, 2011.
5) 日本摂食・嚥下リハビリテーション学会編：日本摂食・嚥下リハビリテーション学会e-ラーニング対応 第4分野 摂食・嚥下リハビリテーションの介入 Ⅰ口腔ケア・間接訓練 第1版. 医歯薬出版, 東京, 2011.
6) 日本摂食・嚥下リハビリテーション学会編：日本摂食・嚥下リハビリテーション学会e-ラーニング対応 第4分野 摂食・嚥下リハビリテーションの介入 Ⅱ直接訓練・食事介助・外科治療 第1版. 医歯薬出版, 東京, 2011.
7) 日本摂食・嚥下リハビリテーション学会編：日本摂食・嚥下リハビリテーション学会e-ラーニング対応 第5分野 摂食・嚥下障害患者の栄養. 医歯薬出版, 東京, 2011.
8) 日本摂食・嚥下リハビリテーション学会編：日本摂食・嚥下リハビリテーション学会e-ラーニング対応 第6分野 小児の摂食・嚥下障害 第1版. 医歯薬出版, 東京, 2010.
9) 藤島一郎監修：疾患別に診る嚥下障害. 医歯薬出版, 東京, 2014.
10) 宮越浩一編：脳卒中リハビリテーションマニュアル. 医学書院, 東京, 2014：193-199.

索　引

和文

あ
アイスマッサージ …………………… 114
悪性腫瘍 ……………………………… 104
顎の運動 ……………………………… 127
アルツハイマー型認知症 ……………… 94

い
息こらえ嚥下 ………………………… 133
意識障害 ……………………………… 74
異食 …………………………………… 101
一次ニューロン ……………………… 79
一側嚥下 ……………………………… 146
咽頭 …………………………… 9, 34, 47
咽頭期 …………………………… 17, 130
咽頭腔 …………………………… 11, 47
咽頭麻痺 ……………………………… 34

う
運動維持困難 ………………………… 86
運動性ニューロン …………………… 79

え
栄養管理 ……………………………… 38
エネルギー必要量 …………………… 40
嚥下 …………………………………… 17
嚥下おでこ体操 ……………………… 132
嚥下音 ………………………………… 29
嚥下造影検査 ………………………… 31
嚥下代償法 …………………………… 145
嚥下体操 ………………………… 81, 134
嚥下中枢 ……………………………… 76
嚥下調整食 …………………………… 151
嚥下内視鏡検査 ……………………… 30
嚥下パターン形成器 ………………… 77
嚥下反射 ………………………… 22, 43, 81
延髄 …………………………………… 76

か
臥位 …………………………………… 139
開咬 …………………………………… 55
咳嗽訓練 ……………………………… 133
咳嗽反射 ……………………………… 35
改訂水飲みテスト …………………… 28
開鼻声 …………………………… 34, 77
下咽頭 ………………………………… 9
顔のマッサージ ……………………… 124
過開口 ………………………………… 59
下顎前突 ……………………………… 56
顎運動 ………………………………… 59
過食 …………………………………… 101
仮性球麻痺 ……………………… 74, 79
画像検査 ……………………………… 26
片麻痺 ………………………………… 146
カーテン徴候 ………………………… 77
過敏 …………………………………… 56, 66
カフ …………………………………… 118
空嚥下 ………………………………… 145
加齢 …………………………………… 22
間欠的経管栄養法 …………………… 78
間接訓練 ……………………………… 123
観念運動失行 ………………………… 86
観念失行 ……………………………… 86
顔面神経 ……………………………… 32
顔面の評価 …………………………… 32

き
気管 …………………………………… 9
気管切開 ……………………………… 118
偽性球麻痺 ……………………… 74, 79
基礎訓練 ……………………………… 123
逆嚥下 ………………………………… 59
ギャッチアップ ……………………… 139
吸啜反射 ……………………………… 43
球麻痺 ………………………………… 76
筋刺激訓練 …………………………… 67
緊張性咬反射 ………………………… 55

く
薬の飲み方 …………………………… 155
口すぼめ呼吸 ………………………… 133
車椅子 ………………………………… 138

け
頸部回旋 ……………………………… 146
頸部聴診 ………………………… 26, 29
頸部のマッサージ …………………… 124
血糖値 ………………………………… 12
検査（摂食嚥下障害の） …………… 30
原始反射 ……………………………… 43

こ
構音 …………………………………… 109
構音訓練 ……………………………… 128
口蓋 …………………………………… 57
口蓋反射 ……………………………… 77
口腔 …………………………………… 46, 55
口腔期 …………………………… 17, 126
口腔周囲筋群 ………………………… 125
口腔前庭 ……………………………… 5
口腔内感染症 ………………………… 101
咬合 …………………………………… 55
硬口蓋 ………………………………… 7
高口蓋 ………………………………… 57
交互嚥下 ……………………………… 145
交差咬合 ……………………………… 56
高次脳機能障害 ………………… 81, 84
口唇 …………………………………… 5
口唇運動 ………………………… 113, 127
口唇反射 ……………………………… 43
口唇閉鎖 ……………………… 50, 59, 68
口唇閉鎖訓練 ………………………… 68
口唇閉鎖不全 ………………………… 81
喉頭 ……………………………… 8, 47
喉頭蓋谷 ……………………………… 110
喉頭挙上術 …………………………… 116
行動・心理症状 ……………………… 91
後頭葉 ………………………………… 84
高齢者の身体的変化 ………………… 22
声の評価 ……………………………… 82
誤嚥 …………………………………… 36
誤嚥性肺炎 ……………………… 22, 37
呼吸音 ………………………………… 29
呼吸管理 ……………………………… 78

さ
座位 …………………………………… 138
嗄声 ……………………………… 77, 82
サブスタンスP ……………………… 98
サルコペニア ………………………… 40
三叉神経 ……………………………… 32

し
視空間認知障害 ……………………… 100
自己訓練 ……………………………… 78
歯周病 ………………………………… 101
視床下部 ……………………………… 12
姿勢 ……………………………… 63, 137
失行 …………………………………… 86
準備期 …………………………… 16, 126
上咽頭 ………………………………… 9
上顎前突 ……………………………… 56
常同的食行動 ………………………… 101
小児 …………………………………… 42
食環境 ………………………………… 63
食具 ……………………………… 64, 141
食形態 ……………………… 115, 141, 150
食行動 ………………………………… 101
食事介助 ……………………………… 65
食事場面 ………………………… 24, 53
食道 …………………………………… 10
食道期 ………………………………… 19
食道入口部開大不全 ………………… 78
食塊形成不全 ………………………… 81
触覚過敏 ……………………………… 56
歯列不正 ……………………………… 56

す
スクリーニングテスト·····26

せ
成人嚥下·····46
声帯麻痺·····77
声門·····82
舌·····6
舌咽神経·····33
舌運動·····59, 113, 128
舌下神経·····33
舌可動部·····6
舌がん·····106
舌根·····6, 110
摂食·····15
摂食嚥下·····13
摂食嚥下障害·····20
摂食嚥下障害の症状·····20
摂食嚥下障害の原因·····21
摂食嚥下の5期モデル·····14, 51, 123
摂食訓練·····143
摂食姿勢·····63
摂食中枢·····12
舌接触補助床·····57
舌突出·····59
舌の評価·····33
ゼリー·····154
前口蓋弓·····110
先行期·····15, 123
前頭側頭型認知症·····101
前頭葉·····84
前頭葉症状·····88

そ
叢生·····56
側頭葉·····84
咀嚼期·····16
咀嚼機能·····50
咀嚼筋·····13
咀嚼訓練·····69, 129
ソフト食·····158

た
体位·····137
代替栄養·····38
大脳·····84
唾液腺·····16, 124
脱感作·····66
段階的摂食訓練·····150
探索反射·····43

ち
窒息·····37, 69
注意障害·····86
中咽頭·····9
中咽頭がん·····108

聴診音·····29
直接訓練·····143

と
頭頸部がん·····104
盗食·····101
頭頂葉·····84
頭部挙上訓練·····132
とろみ·····156

な
軟口蓋·····7, 109

に
二次ニューロン·····79
乳児嚥下·····46
認知期·····15
認知機能障害·····91
認知症·····89

の
脳血管障害·····74
脳血管性認知症·····103
脳神経·····12
脳性麻痺·····55
飲み込みにくい食品·····149
飲み込みやすい食品·····148

は
肺炎·····2, 78
背部叩打法·····37, 69
ハイムリック法·····37
パーキンソン症状·····98
発声·····8
鼻呼吸·····56, 67
ハフィング·····133
反回神経麻痺·····82
バンゲード法·····67
半側空間無視·····88
反復唾液嚥下テスト·····27

ひ
必要水分量·····40
皮弁·····105, 111
皮弁再建術·····111
表情筋·····13
病的反射·····55

ふ
フィジカルアセスメント·····26, 32
複数回嚥下·····145
不顕性誤嚥·····36, 140
不正咬合·····56
プッシング訓練·····132
フードテスト·····28
ブリング訓練·····132

ブローイング訓練·····129

へ
ペースト食·····158

ほ
放射線療法·····105
頬の運動·····127
捕食機能獲得期·····45
捕食訓練·····68
捕捉反射·····43
哺乳反射·····43

ま
麻痺·····32, 77
丸飲み込み·····59
満腹中枢·····12

み
ミキサー食·····158
味蕾·····6

め
迷走神経·····33

ゆ
有郭乳頭·····6

よ
横向き嚥下·····146

り
離乳食·····44, 65
リラクセーション·····81
輪状咽頭筋切除術・切断術·····119

れ
冷圧刺激法·····131
レビー小体型·····98

欧文・略語
BPSD（behavioral and psychological symptoms of dementia）·····91
CPG（central pattern generator）·····77
FT（food test）·····28
IC（intermittent catheterization）·····78
K-point刺激法·····131
MPT（maximum phonation time）·····83
MWST（modified water swallowing test）·····28
PAP（palatal augmentation plate）·····57
VE（videoendoscopic examination of swallowing）·····30
VF（videofluoroscopic examination of swallowing）·····31

まるごと図解 摂食嚥下ケア

2017年11月1日　第1版第1刷発行	編　著	青山　寿昭
2023年5月15日　第1版第5刷発行	発行者	有賀　洋文
	発行所	株式会社　照林社
		〒112-0002
		東京都文京区小石川2丁目3-23
		電　話　03-3815-4921（編集）
		03-5689-7377（営業）
		http://www.shorinsha.co.jp/
	印刷所	共同印刷株式会社

- 本書に掲載された著作物（記事・写真・イラスト等）の翻訳・複写・転載・データベースへの取り込み、および送信に関する許諾権は、照林社が保有します。
- 本書の無断複写は、著作権法上での例外を除き禁じられています。本書を複写される場合は、事前に許諾を受けてください。また、本書をスキャンしてPDF化するなどの電子化は、私的使用に限り著作権法上認められていますが、代行業者等の第三者による電子データ化および書籍化は、いかなる場合も認められていません。
- 万一、落丁・乱丁などの不良品がございましたら、「制作部」あてにお送りください。送料小社負担にて良品とお取り替えいたします（制作部☎0120-87-1174）。

検印省略（定価はカバーに表示してあります）
ISBN978-4-7965-2416-2
©Hisaaki Aoyama/2017/Printed in Japan